ICU・集中治療室物語

―プロフェッショナルたちの静かな闘い―

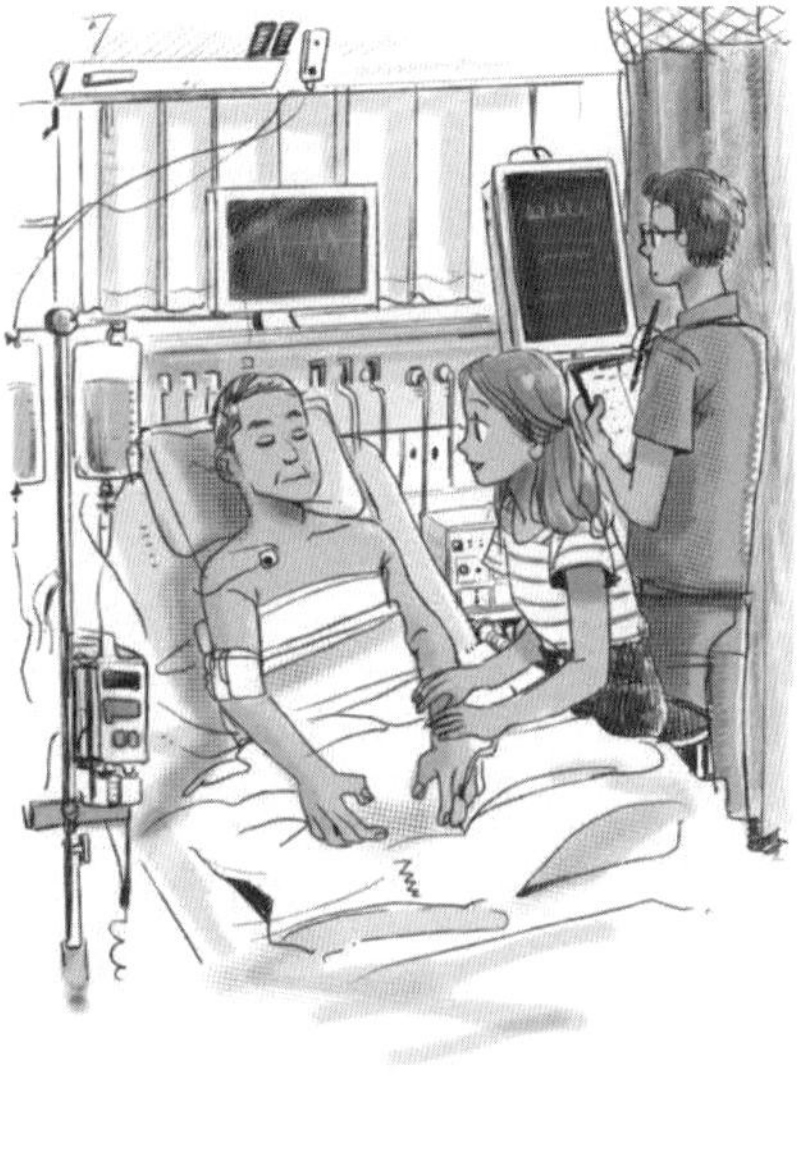

遠隔集中治療推進プロジェクト

星湖舎

「僕が死を考えるのは、死ぬためじゃない。生きるためなのだ」

アンドレ・マルロー（一九〇一年十一月三日―一九七六年十一月二十三日）
フランスの作家、冒険家、政治家。

「日本にはおよそ三十二万人の医師がいると言われています。
そのうち、集中治療の専門医は、僅かに一六〇〇人ほどです。
比率にすれば、全体のおよそ〇・五%に過ぎません。
全く足りていない。
それも、地域格差が酷い。
都心部に集中し、地方には、集中治療の専門医は、本当に散見されるほどです。
その一方で、集中治療専門医がＩＣＵ管理をすることにより、
合併症の発症率や在院日数、さらに死亡率までもが減少することが
アメリカでの調査で分かっているんです。
この現状、おかしいと思いませんか?」

（本文より）

目次

はじめに

「ＩＣＵ」や「集中治療室」と聞いて、あなたはどんなイメージを描きますか？ 響く警告音に、慌ただしく動き回る医療スタッフたち。生死の境をさ迷う患者たちの青白い表情に、厳しい表情を見せる医師たち。そんな「絵」が浮かぶあなたは、実は、大きな誤解をしておられます。

それは、多分、救命救急センターのこと。

救急車のサイレンが近づいて来たと思えば、ほどなくストレッチャーに乗せられた患者が運ばれて来る。その多くが重症です。心筋梗塞で倒れた。くも膜下出血で意識がない。交通事故で複数の骨折が見て取れるなど。一刻を争う中で治療が繰り広げられていきます。また、患者は何者で、どんな状態で発見されたのか、あるいはその患者の既往歴などの情報収集も慌ただしく行われます。それが事件や事故だった場合は、警察官が付き添っているケースもあるのです。そう、それは救命センターでのことです。そこでは、救急専門の医師やナースたちが日々奮闘しているのです。

では、その救命センターでの措置が終わり、一命をとりとめたであるとか、容体がとりあえず安定したなど、いわゆる〝当面の危機〟を脱した患者は、さて、何処に移されるのか。

それが「ＩＣＵ」や「集中治療室」と呼ばれる施設なのです。また、ここには、救命センターから送られてくる患者ばかりではありません。大きな手術を受けた直後の患者も、手術後一般病棟に戻る前にこの施設で過ごすことになります。ここは、一床あたりのスペースが一般の病棟より広く、人工呼吸器や透析器なども設置され、集中治療専門の医師やナースたちが人員的にも手厚く、かつ二十四時間体制で患者を見守っています。

ところで、意外かもしれませんが、そんな集中治療室では「急変がない」と言われるのです。「えっ？」と思いませんか？ ドラマのシーンなどでよく見られる「先生！ 患者さんが……」と、ナースが医師に大慌てで声を掛けるような場面は、ほぼないと言うのです。

ある集中治療専門医は、こう話してくれました。

「確かに、一般病棟ではこうしたケースというのはあり得ますよね。でも〝急変〟とはいえ、実は一、二時間前から、そのサインは出ているもんなんですよ。例えば『呼吸が少し早くなってきているな』とか、『顔色が悪いな』とか、サインはあるんです。ただそれは一般病棟だとずっと看護師さんが見ている訳じゃないし、ドクターもずっとそばにいる訳ではないので気付きにくいというか、気付いてもらえないので〝急変〟という事態になるだけなんです。しかし、ＩＣＵは基本誰かがそこにいて、おかしいことがあれば直ぐに気が付くので、いち早く医師が介入していけるんです。なので、急にダーンと悪くなることはないんです。悪くなる人は、ずっと悪くなっていくだけ。変な表現かもしれませんが〝予想通り〟悪くなっていくだけなんです。ですから、ＩＣＵでは基本〝急変〟はないと言われるんです」

例えるなら、救命センターが「動」の治療であるなら、ＩＣＵは「静」の治療というところでしょうか。

しかし、「静」の治療であっても、対象の多くは重症患者。そこにはやはり生死を懸けた様々なドラマが繰り広げられています。例えば、人工呼吸器を付け、麻酔をかけられて穏やかに眠っている患者がいるとしましょう。バイタルサインも安定していて、人工呼吸器の機械音がシューシューと聞こえるだけ。まさに「静」の治療です……と言いたいところですが、実はそれは違います。人工呼吸は何も治療ではありません。ただ、治療の時間を稼ぐためだけの措置です。それどころか、長く人工呼吸器を付けておくことは合併症の要因になりかねず、肺炎を罹患する可能性も高くなります。また麻酔も、あまりに深い麻酔は決して好ましいものではありません。長い眠りは、身体を委縮させ、身体機能を衰えさせていくからです。人工呼吸器をいつ外すか、それ一つを取ってみても、集中治療室での細かな観察に基づく医師たちによる大きな決断と、様々な葛藤がその背景には存在するのです。

また、この医師たちにも、それぞれのドラマがあるに違いありません。まず、この集中治療室を司るのは原則「集中治療専門医」という医師たちです。ある一定期間、集中治療専従期間を持ち、集中治療に関して深い学識と豊富な臨床経験を有するものに対して、日本集中治療医学会が書類審査及び筆記試験を行い、それらに合格した医師のことを言います。まさに、集中治療のプロフェッショナル。ありとあらゆるスキルやノウハウに長けているはずと思いきや、これまた意外にも実はそうでもないと言うのです。

ある集中治療専門医は、こう話します。

「ボクには、出来ないことがいっぱいありますよ。もちろん、くも膜下出血の手術などは出来ません。胃カメラだって、出来ないことはないけれど、専門の先生に任せた方が上手いに決まっている。心臓のカテーテルだってそう。ボクが手術をするとしたなら、切ったやつを縫うぐらいかな。確かにやろうと思えば出来ますよ。だけど、いつもやっている先生に任せた方が安心じゃないですか」

―では、集中治療専門医とは、何をする医師なのですか？―

「一言でいえば、コーディネーターでしょうか。アメリカンフットボールでは、攻める際のオフェンスのコーチがいて、一方では守る際のディフェンスのコーチがいる。それぞれがそれぞれの立場で作戦を進言してきます。パスにするのか、ランにするのか、とかね。それを俯瞰した立場でまとめ、決断をするのがコーディネーターと呼ばれる役割です。集中治療専門医は、まさにこれですね。脳外科の治療をしていたら、心臓も悪くなることが往々にしてある。高齢者の場合は、それに加えて腎臓も診なくてはというケースもあります。そこで、集中治療専門医は、それぞれ専門の先生方に相談しながら、どの治療を優先するかを決め、コーディネートしていくんです。治療だけではありません。治療と同様に重要になってくるのが、栄養の管理なんですが、これは意外と医師たちには門外漢が多い。例えば、麻酔がかかって、さらに人工呼吸器を付けている患者さんがおられるとしましょう。当然、口からはご飯は食べられない。では、栄養は点滴で与えるのか、鼻からチューブを入れて胃などの消化管に直接届けるほうがいいのか。はたまた、それをいつから、また何カロリーぐらいから始め、その後はどのペースで増やしていかねばならないのかを決断、そして管理していかねばならないのですよ。意外と腸に直接栄養を届けると下痢しちゃったりする。では、どう対処するのか。下痢止めを使用するのか、はたまた栄養剤を変えるのか、日々、いえ瞬時瞬時に観察と決断と管理が必要になってくるんですよ。かつては、例えば外科専門の先生であっても、患者さんを一度引き受けたらずっと診ていましたが、今では、重症であれば何科であっても集中治療専門医に任せようという流れになってきていますね」

そこで、「集中治療専門医」とは〝目利き役〟ですかと尋ねると、一拍あってから「そうですかね」と頷かれました。

しかし、その目利き役の集中治療専門医は全国で何人おられると思いますか？　いや、その前に、集中治療室を持つ病院は、さて、どれだけあるでしょうか？　早速、答えを申し上げると一一〇〇あるそうです。では、もう一度、集中治療専門医は全国で何人おられると思いますか？　正解は一六〇〇人です。ならば、一病院に一人強おられる計算になりますが、現実は大きく異なります。実際に集中治療専門医を抱える病院は僅かに三〇〇程度と言われています。

何人もの専門医を抱えているところもある一方で、残りの八〇〇の病院には、集中治療室はあるけれど、専門医は誰一人としていないという現実があるのです。

そもそも、医師は三十二万人いると言われていますが、集中治療専門医の数は一六〇〇と全体の僅か〇・五％。実際、この集中治療専門医という概念が日本に入って来てからまだ二十五、六年しか経っておらず、ここ最近になってようやくその意義が認識されたという状態だからです。そのため、一六〇〇人のうちの半数は、ここ五、六年で資格を取得したばかりだと言われています。いわば、我が国の集中治療は、まだまだ手探りの状態だと言っても過言ではないでしょう。それだけに、日々奮闘する医師やナースなどの医療スタッフがいて、日々、様々なドラマが、この集中治療室で繰り広げられているのです。

確かに派手さこそないかもしれませんが、彼ら彼女らの静かな囁き、嘆き、祈り、そして願いに耳を傾けてみませんか。日本の医療の現状がおぼろげながらも見えてくるかもしれません。また、何か少しでもあなたのハートに残るものがあればとも思います。

さぁ、今から、めったに覗くことのない集中治療室の扉を開けて医師やナース、さらに患者や関係者たちの「声」をそっと聴いてみることにしましょう。そっと、そっと。

回復できる環境を整え、待つ。
それが、我々の仕事。

ある集中治療専門医の場合

―今までに、どれだけの患者さんを診てこられたんでしょうか？―

「それは難しい問題ですね。まず、みんなで診ているので〝担当〟というのではないんですが、年間に一〇〇〇人から一五〇〇人は、このＩＣＵに入られるので……、だから、延べで言うと、一万人に近い患者さんを診てきたのかな」

一万人！

言葉を選びながらも、そうサラリとおっしゃったのが、今回の「語り人」です。穏やかな語り口に、優しそうな風貌。何となく「ウサギさん」とお話をしている感じがしてきました。先生のお名前は、仮にＩ先生としておきましょう。医科大学の附属病院に十年以上勤務され、その大半が集中治療室に在籍。五年前からは集中治療の専門医の資格も取得されています。キャリアをある程度積み重ねてこられた訳ですが、それにしても一万人近い患者さんを診てこられたとは驚きです。

Ｉ先生は、そうしたこちらの驚きを察知して、さらに、詳しくこう説明して下さいました。

「まずここは、救急搬送をされた方というよりは、院内で、大きい手術をされた方が運ばれてくるケースが多いんです。そうした方々の半分は、だいたい一日でこの部屋から出て行かれます。例えば、肝臓の手術をしても、翌日には退室されます。手術をされた後、ここに運び込まれて、暫く様子を見た後、安定されたとなると、翌日には退室して一般病棟に戻って行かれる。そういうケースが、半分、いや全体の三分の一程度ですかね。あとの三分の一は心臓外科とか大きい手術をして、暫くICUで診ておかなければならないというケース。そして、残りが、病棟で急変された患者さんですかね。こんな表現はどうかと思いますが、大半が家の前を一日で通り過ぎて行った患者さんという感じです。手術が上手くいった患者さんなら、正直、〝流れて行く〟というか〝通って行くだけ〟といっても過言じゃないかと思います」

――しかし、それが一番良いんでしょ？――

「はい。その通りですね」

〝通って行くだけ〟の場所、それが集中治療室。いやいや、それは、流石に誤解を生む。謙遜し過ぎた表現かと。多分、正確にはこうでしょう。〝また、戻って行くだけ〟の場所。患者が、一般病棟から送られて来て、また、一般病棟に戻って行く。そのUターンの場所が、この集中治療室だとI先生は言うのです。

より詳細な解説は後述するとして、まずは何故I先生が、この集中治療医を志したか、その訳をお聞きしました。

「最初は整形外科とか産婦人科が良いかなと思っていたんですが、研修医の時に患者さんが急変してですね、何というか……、手が出なかったんです。正直に言うと、固まってしまったんです。それが、きっかけですかね？」

―その時は、どういう状況だったのですか？―

「研修医って、夜中まで働かされるんですが、その時も、病院にはボクだけでした。外科で明日以降に手術を控えていた患者さんがおられたんですが、急に脈が遅くなってしまい、意識がなくなってしまったんですよ」

―えっ？　外科の患者さんですよね？―

「そうです。外科の手術を受ける予定の患者さんでした。確かにもともと色々な病気をお持ちで合併症はあったんですが、それが手術の目的ではなかったんです。にも関わらず、容体が急変したんです。想定外のことでビックリしました。なので、脈が遅い時って何をするんだっけ、という感じでした。焦っているのもあって、もう何がなんだかという感じでした」

――それが、集中治療の専門医を目指したきっかけ?――

「そうです。こういうことは今後もきっと起こるし、こういうことに対処できないと当然患者を助けられないなという思いが、芽生えたからです」

まさに、医療ドラマの主人公のようではありませんか。そういう印象をこちら側が受けたことにI先生も気付かれたのか、少しはにかみながら「フフフ」とお笑いになりました。「少し青かったかな」と当時を思い出されたに違いありません。しかし、その志は変わることなく、研修医を終了された二年後には早くも集中治療室で働かれることとなり、その後は、ほぼ一貫してこの道一筋です。ですから、冒頭に申し上げた通り、実に一万人近い患者さんを診てこられたという訳です。

そして、こんな数字も挙げて下さいました。それは決して平均的ではなく、この病院に限っての数字だと思いますが、それにしても、集中治療室のイメージとは少しかけ離れていると感じるのは、筆者だけでしょうか？

「ここＩＣＵで、患者さんの死に立ち会うということは、あまりないですね。一割もいかないくらいです」

―えっ？　病院で死を迎える人は、必ずこの集中治療室に運ばれて来る、という訳ではないのですか？―

「もう既に、治しようがない患者さん、手がつけられない患者さんがおられます。そういう人たちは、基本、来ないんです。だから、少ないんです。集中治療室を必ず通って、最後を迎える訳では、全然ないです」

―では、集中治療室に来る人とは、どんな人ですか？―

「それは、一般病棟に戻る可能性がある方です。ですから、集中治療室に行くということは、絶望の暗闇ではなく、ある程度の光が差していることだと患者さんのご家族にはご理解いただければと思います」

しかし、それでも、時にはこの集中治療室が〝最期の場〟として、〝家族によって〟選ばれることがあるのです。

「集中治療室に運び込まれた瞬間から、これはきついなというのは分かりました。白血病のお子さんでした。六歳の女の子。うちの病院では積極的に白血病の子どもを受け入れているのですが、中には、重い方が来られるんです。その女の子も病棟のほうで色んな治療をしたうえでここに運び込まれて来ているので、実は、もう手がない状態でした。髪の毛もないし、顔もパンパンに膨れていて……。ですから、我々がやれることというのは、対処療法的なこと。それは、もう治療ではなくて、なんとか生き延びさせるということだけ。そもそも根本の治療がないと、治らないんですよ。もう手がないとなると厳しい。まだ何か出来るというのがあれば、もちろん、我々はその何かをやるんですが……」

——何故、そうした患者さんが、集中治療室に？——

「家族が最後までやって欲しいとおっしゃるので……」

——しかし、病棟の方で様々な手を尽くしてきた訳ですよね。にも関わらず、〝最後〟に、集中治療室に回って来たということだったのですか？——

「そうです。そういうのがキツイ。心に残りますよ。この部屋に来た段階で〝これは〟と思う。本来ならば、病棟で看取るべきものではないかと思える微妙なケースでした。でも、家族さんは、最後までやって欲しい、出来ることは全部やって欲しいと要望される訳です」

——受け入れられる時は、辛いですよね？——

「その子の声を覚えています。『やだやだ。苦しい、苦しい』って。『やめて！　嫌だ』って。何かをされる、というのを嫌がっていたんでしょうね。場面も覚えていますよ。息がもたないので、管を入れる。人工呼吸器に繋ぐ。そして、寝かす。でも、そのままだとしんどいのです。だから、点滴を入れる。首から太い点滴を入れる。あとは薬を調整。でも、やっぱりだめだなとこちら側は思う。けれど、家族がそれを望まれて、主治医の先生もそうしてくれ、とおっしゃるのであればね」

―ご家族への説明を、主治医に代わって集中治療室の先生が行うケースもありますか?―

「それは、患者家族と主治医との関係性によりますね。主治医と患者家族の関係性が良好であれば、主治医の先生と話をしてもらうんですが、良くないと……、不信感を患者さんの家族が持っているなぁと思われる際には、我々が入らせてもらって、状況の説明をさせてもらうことがあります。家族にしてみれば、ここまで色々と治療をして来たのに、結局、ICUにまで来てしまったという複雑な思いがある。それだけに主治医の先生との関係がこじれている場合も多いんです。そこで、こっちサイドで『やることはやっているんですが、やはり難しいです』と説明させてもらいます」

―それは、キツイ役割ですよね?―

「そうですね。あんまり良い仕事ではないです。『もうそろそろ覚悟をして下さい』とか、『諦めて下さい』と言う時は、辛いですよね」

―その女の子のケースでも？―

「はい。しました。しかし、その親御さんの場合は、娘さんの闘病歴が長いので、覚悟はされていたのだと思います。だから、動揺されない。それがまた、心に痛いのです」

―結局は、最期の時を迎えた訳ですよね？―

「そうですね。だんだんと脈が落ちていって」

―最期も先生が宣告されたのですか？―

「そうです。そうしたケースでは、なるべく言葉を少なくして、客観的に、感情を出さないようにしています。家族は、納得はしてくれるんですが……。正直なところ、最期は、話が出来る状態のままが良かったんじゃないか、とは思いますね」

――それって、どういうことですか？――

「患者の家族は、『最後まで手を尽くして欲しい』『最後までやって下さい』とよくおっしゃいます。確かに、そのお気持ちは良く分かります。でもね、患者本人は、管を入れられて、結構しんどいんです。ただ薬の力によって、生き長らえられている状態。ただしんどいだけの状態かもしれない。そのことを家族の方々は想像出来ているのかなと思います。ですから、最期は静かに見送ったほうが良いかもしれません、と言うんですけどね。でも、家族がやって下さいと言えば、それは家族が望まれることですので、そうしますけど。迷うことはあります」

集中治療専門医だからこその苦悩なのかもしれません。おっと、湿っぽい話題になってしまいました。

今度は、先生がいたからこそ助かったというような事例をお聞かせ下さい。

「正直、我々がいて助かったなと思うのは、一〇〇〇人患者さんが入って来たとしたら、その中の十人か二十人くらいしかいないかな……、謙遜じゃなくて。治る方は治りますし、亡くなる方は亡くなる。時間の問題なんです。一瞬死の淵に近づいてもそこを越えさせないで、生還させることが出来た、というのは、やはり十人くらいでしょうか」

―あまりに低く見積もっておられませんか？―

「いや。正直、集中治療専門医の存在意義を語るのは難しい、と感じています。論文では、集中治療医がいる病院といない病院で死亡率に違いがあるか、なんてことを調べていて、いた方が良い、という結果は出てはいます。しかし、そもそも、それを調べようとすること自体、集中治療専門医が院内にいた方が良いか、いないほうが良いか、悩んでいるんだろうなと思います」

I先生はそう言うと自嘲気味に笑われました。

―しかし、時には「やった！」と集中治療医としての手ごたえを感じられることもありますよね？―

「集中治療室の強味は、時に極端な治療が行えるということです。病棟などでは使わない薬を使ってみたり、血圧を上げるような薬を思い切った量で使ったりとか。病棟では一ℓ、二ℓの点滴を、一日十ℓも入れる。すなわち一日に十kg体重が増えちゃうような、いわば〝エキセントリックな治療〟が出来る場所なんです」

―では、先生の印象に残っている〝やった〟という事例を教えて下さい。―

「確か、『そんなの関係ねぇ』と言う小島よしおさんのギャグが流行ったころ、インフルエンザをきっかけにウィルス性脳症になって、意識もなくなってしまった子どもが運ばれて来たことがあります。二、三ヶ月は、集中治療室にいたでしょうか？　なかなか回復の兆しが見えず、意識も戻らない。本来ならばそろそろ転院も考えなければならない程の時間が経っていましたが、血圧が安定しないことから、集中治療室に留め置かれていました。それが、突然意識が戻って、さらに『そんなの関係ねぇ』と声を上げたものだから、驚きました。そのギャグは廃れ始めていましたから、いかに長い時間意識がなかったかと思いましたね。本当、諦めないで良かったなと」

—その時の率直な感想は？—

「子どもってすごいな、ということですかね」

—いや、そういうことではなく、自らの治療の手ごたえみたいなものはなかったのですか？—

「ボクは何もしていません。ただ死なないようにしていただけです」

—そうか！　その死なないようにすること、患者の容体を安定させることこそが、重要なんですね？—

「そうです。重要なのは、本人の回復力です」

—言葉は悪いですが、ある種の時間稼ぎ、ですか？—

「その通りです。自分で回復出来る人は、こうやって戻ってくるんです。自分の回復力が一番です。一番重要なのは本人の〝生きたい〟という意志ですよね。ただね、色々な合併症が起きるんですよ、寝たきりになっていると。そこを、なるべく合併症を起こさないようにする。患者さんご自身の力が発揮出来る環境を整え、待つ。それが、我々の一番の仕事だと思います」

謙遜過ぎるきらいのあったI先生が、ここに来て、ようやく熱く語り始めて下さいました。

「集中治療室の場合、肺炎がよく起きます。人工呼吸をしていると、唾が気管に流れ込んでしまう。本来ならゲホッと出せるんですが、重症患者の場合は出せない。それが肺に入る。唾には菌がたくさん存在するので、それが肺にいってしまうと誤嚥性肺炎になる。そうならないようにするのが、我々の仕事です。また、寝っぱなしになると、肺がだんだん潰れていってしまうんです。これは〝無気肺〟と言って、空気が入らない肺になってしまう。そうならないようにするのも仕事です。その他、水がどんどん溜まっていくのを、利尿剤で出していくとか。放っておいたら血圧が下がってくるので、それを昇圧剤で上げていくとか。さらに、不整脈への対応。あとは、せん妄と言って、意識が混濁して暴れてしまうような場合は、鎮静剤にも色々とありますが、適切な鎮静剤を投与します。かといって、効かせ過ぎると寝たきりになるので、ある程度、起こしながら寝かすというような量の調整が難しい。慣れていないお医者さんだと、患者さんをビチャーと寝かしちゃうんです。そうすると、寝っぱなしになり、合併症になる。だから、昼起こして、夜寝かして、リズムをつけてあげる。また、患者さんには色々と管が付いていて苦しいので、それらを抜いちゃうんです。それも見守っておかねばなりません。やはり、これらのことは一般病棟では難しいですよね。何かあることを見つけるのも難しいし、見つけたとしても医者が常駐している訳でもない。医者が来るまでのその時間、対処するのが難しい。例え医者が来たからといって、その医者全員が全員、適切に対処出来るかといえば、そうでもないのですよ」

―集中治療室の医師って、野球の投手に例えると、先発でも、最後を締めるクローザーでもない。言わば、その間を繋ぐ〝中継ぎ〟みたいなものでしょうか？―

「そうかもしれませんね。実際、患者さんの家族にすれば『えっ？　もう出ていくんですか？』という感じで、ＩＣＵを退室することが多いですね。その時点では治ったということではないですから」

―確かに、集中治療室から『ハイ！　退院』ということはないですものね。―

「まず、ないです。病棟に戻って、また一ヶ月というようなケースが多いです」

――患者さんは、集中治療室にいたことすら知らないケースも多いと聞きますが。――

「だいたい覚えていないことが多いですね。でも、我々にとっては、そのほうが患者さんが幸せというか、覚えていないほうが良いなと思いますね。それより、忘れてもらったほうが良いですよね。あまり良い思い出ではないので。退院の日などに、その患者さんにたまたまお会いして、ご家族は『あっ、先生！　その節は』とおっしゃるのですが、患者さんからは『あまり覚えていないわ』とよく言われます。

でも、そう言っていただいたほうが良かったと思います。『辛かったわ』と言われたら、こっちも辛い。生死をさ迷っている方が多いので、憶えてない方が多いんですよ。また、手術の後って痛いものなのですが、そうした痛みも覚えていないほうが良いと思いますね」

――しかし、寂しくはないですか？――

「寂しい？　どうかな？　まぁ、良かったなぁと、自分で思っている自己満足で良いかな。

だって『ありがとうございました』と言われると……、何というか、気恥ずかしいじゃないですか。あっ、この人、退院されたんだな。良かった、良かったと、一人、陰で思っているので十分ですよ。それが、自分の性格にあっていると思いますね」

最後まで謙虚なI先生でした。

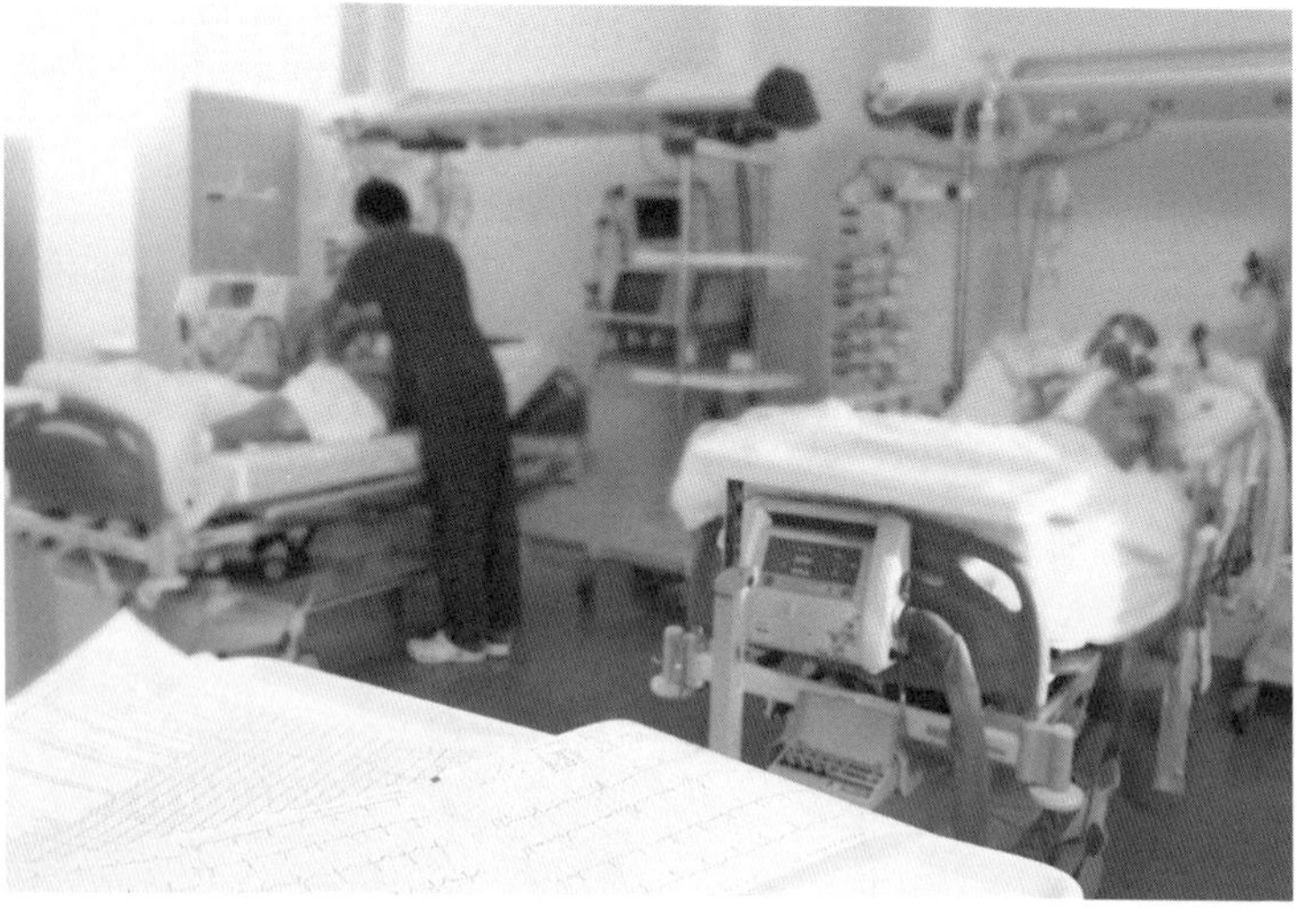

患者さんの全体像を見て、やれるだけのことをやるという使命感。

ある集中ケア認定看護師の場合

「一般病棟の時の話なんですけど……」

そう話し始めたのが、今回の「語り人」。集中治療室で十年以上のキャリアを持つ看護師です。それも「集中ケア認定看護師」という集中治療の分野で水準の高い看護を実践できると認められた看護師。この資格を持つ看護師の方は全国でも一〇〇〇名ほどしかおられません。お名前は、仮にS吾さんとしておきましょう。そう、男性です。日本で看護師の資格を持つ人の総数は約一一五万人。しかし、そのうち男性はというと、僅か七％余り。まだまだ女性の職場のイメージがあります。一方S吾さんはというと、身長こそ決して高いほうではありませんが、肩幅も胸板も広く分厚いスポーツマンタイプ。実際、スキーやスノーボード、登山が趣味というアウトドア派です。

なぜ、そんなS吾さんが、看護師を目指したかというと、実は、この「アウトドア派」というのが、大きな理由だったのです。

「本当は山岳警備隊になりたかったんです。看護師とは、全然イメージが違うでしょ」

そう言って、S吾さんは頭を掻きました。そして、こう続けました。

「高校時代からスノーボードをやっていて、雪山にはよく行ってたんです。山が好きだったので、これを仕事に出来ればいいなぁ、と。でも、山岳警備隊って、警察の部隊なんです。高校卒業後に受けようかと思ったんですが、やっぱり無理かもしれないなぁ、と思って。そこで、まずはライセンスを取ってから受験したほうが有利かなと思い始めたころに、ナースだった姉に、じゃあ看護学校に行ってみたらと言われて、それで、行ったという感じですかね。で、結局は、学校を卒業したら、そのまま病院に就職してしまった、ということになります」

と、再び頭を掻かれました。

さて、話が少しそれましたが、S吾さんの冒頭の一言に戻りましょう。

「一般病棟の時の話なんですけど……」

既に十年もの集中治療室でのキャリアを持つS吾さんですが、今から話されるエピソードが、彼の原点とも言える体験だったのです。

「肺がんの患者さんが、長いこと入院されていました。そうすると、家族さんとも仲良くなってね。患者さんの奥さんとも親しくなって、お子さんの話とかは、よく聞いていましたね。ちょうどそのころ、僕の子どもも生まれたので、そんな話をしたら、奥さんが小さなプレゼントを下さったりして、そんな間柄にまでなりました。ある日、その患者さんが、夕方から、少し辛そうになってこられたんです。患者さんの容体を示す数値に〝血中酸素飽和度〟というのがあるのは、お聞きになったこともあるかと。簡単に言うと、血液中にどの程度の酸素が含まれているかを示すものです。これが下がってくると容体が悪化してきていることが推測されるんですが、その時はあんまり変わっていなかったので、奥さんが『今晩は帰っても大丈夫ですか?』と尋ねられた際に、僕は、『呼吸はしんどそうですけど、まだ意識もあるし、酸素飽和度も大丈夫ですし、今晩は大丈夫じゃないですか』と申し上げたんです。でも、その夜にお亡くなりになられて……、結局、奥さんは、ご主人の死に目に会えなかったんです。僕の一言で、ご主人の最期の晩にご夫婦で一緒に過ごさせてあげることが出来なかったんです。もう、めちゃくちゃ悔いが残りましたね。奥さんには、『僕の一言で、ご主人の死に目に会うことが出来ず、本当に申し訳なかったです』と言うのがやっとで。でも、奥さんは『いやいや、ここまでやってくれて、ありがとうございました。主人も感謝しているはずです』とは言って下さったんですが、それじゃぁ、ダメなんです。患者さんの呼吸数は、それまでに比べると、明らかに変わっていて、呼吸の仕方も、顎を使ってするように、明らかに変わっていたんです」

―でも、データには変化は見られなかったのですよね？―

「そうです。データは変わっていなかった。でも、僕にはその時には知識がなかった。データに固執していたんですよね。データに変化がない。だから、大丈夫だと。しかし、それは違った。僕には、先を見る力がなかったんです。それをすごく後悔しましたね」

そんなS吾さんが、集中治療室に本格的に配属されたのは看護師になって五年目でした。もちろん新人ではありません。一定のキャリアを積んだ看護師です。しかし、集中治療室は、勝手が全く違ったのです。

「毎日、ワキ汗をダラダラかいて仕事をしていました。大変でした。一般病棟で働いている時と比べると、集中治療室内で動く距離って、すごく短いんです。それは、一般病棟と違って、集中治療室では、目の前に患者さんがおられるから。動く範囲は狭いのに、仕事が終わるとむちゃくちゃ疲れているんです。いや、身体はほとんど、疲れていない。当時の集中治療室には十床あって、そのうちの二、三床の患者さんは、子どもでした。ですから、抱きかかえるのも、大人の大きな患者さんを抱きかかえるのに比べたら楽なんですけどね、毎日、疲弊していましたね」

―そうですよね。お子さんの患者も大人の患者さんも一度に診る、というのも、なかなか一般病棟では見ることが出来ない光景ですよね?―

「そうなんです。患者の年齢もまちまち。また、病棟であれば『○○科』病棟というのが決まっていますよね。それがここには全くない。患部が頭の方、心臓の方、肺の方と様々で、病院に産婦人科があれば、時に妊婦さんも運ばれてくる訳ですよ。一般病棟ではあり得ませんよね。そこでナースにも、幅広い専門性が必要になってくる訳です」

―そして、何といっても違うのが、ベッドの横にズラリと並べられた医療機器の多さですよね?―

「人工呼吸器に透析の機械、さらに人工心肺といわれる体外循環装置など、こんな機械を一般病棟の看護師さんはまず、触りません。

また、一般病棟では、こんなに管だらけの患者さんも見ません。患者の皆さんは、そうした管が外れてから一般病棟に戻るのですから。また、集中治療室では、常に何がしかの音が聞こえていますが、経験のない看護師には、何の音かも分からない。突然、警告音のようなものが鳴っても、どうしたらいいか、分からないんですよ。しかし、集中治療室にいる患者さんは基本重症な方ばかりなので、余備力がない。それだけに、対応が遅れると、命の危険にさらされます。もちろん、それは看護師も分かっていますから、ものすごくストレスになってナーバスになり、皆『一般病棟に早く戻りたい』と言うんです。例えば十年間一般病棟を経験してきたナースであっても、集中治療室に配属されると、当初は自分の出来なさを痛感すると言うんです。集中治療室は、一般病棟とは全然違う。それほど、ストレスフルな環境だと言えると思います」

S吾さんは、集中治療室をこう例えます。

「非日常的で、まるで宇宙に来た感じがします」

しかし、この非日常的な環境は、実は、患者たちにとっても、好ましいものではありません。集中治療室には、今、こんな課題があることをご紹介いただきました。

「集中治療室で、今、問題になっているのは、集中治療室から出た後のことなんですね。昔は、集中治療室で亡くなる患者さんも多かったので、いかにこの集中治療室で〝救う〟かが課題でした。しかし今は、医療の進歩とともに救命率というのがものすごく上がっていて、課題となるのは、集中治療室を退室した後の患者さんの状態をいかに良くするかということなんです。集中治療室は退室出来たが、筋力が落ちたままで社会復帰出来ないとか、認知機能障害とかが残って、社会復帰出来ないとか、これを、今、ＰＩＣＳと医療関係者は呼び、非常に問題視しています。〝Post Intensive Care Syndrome〟と言って、〝集中治療後症候群〟と訳されています」

―具体的な例を挙げていただくとすると。―

「例えば、〝せん妄〟という言葉を聞かれたことがあると思います。一時的にボケることを言います。実際、五十歳代の働き盛りのサラリーマンの方が、心筋梗塞で来て、集中治療室で治療を受けておられた。しかし、突然、点滴を引きちぎって、『何かが、飛んで来る』とか『壁を、何かが這っている』とか、そういうことを言い出すんですよね。いわゆる幻視、幻覚。翌日になれば戻る人が多いですが、何日も続く人もいます。それって、先ほど申し上げた集中治療室の非日常的な環境が成せる技なんです。集中治療室は夜も暗くならないし、常に音もピッピッピッと鳴っている。また時にはカンカンカンカンと、人工呼吸器のアラームが鳴る。患者さんご本人には、様々な管類が装着され、横も向けない。そんな中で、数日間過ごしていると、人間誰しも、メンタル的にきますよね。そもそも、何処にいるのか分からなくなってくる。また、光のあまり入らない集中治療室の場合、今、何時かが分からない。患者さんの体内時計も狂ってきますよ。こうした〝せん妄〟を発症した患者さんって、日常生活に戻った場合も、〝認知機能障害〟が残りやすいと言われていて、特にご高齢の方が残るんです。こうしたことにならないように、我々は、患者の皆さんが集中治療室におられる時からケアをしていかねばならないという訳です」

—具体的なケアの方法は？—

「いかに、少しでも日常生活に近い環境を提供するか、ですよね」

――とはいえ、患者の皆さんは、ベッドに寝かされているだけではないですか？――

「そうですね。患者さんにとっては、やっぱり、ベッドこそが生活の場で、衣食住、すべてがそこで行われています」

――では、どうやって日常生活に近い環境を作り出すのですか？――

「まず、患者さんが家で使っていたものを持って来てもらうんです。さらに、時計やカレンダーを置いて、常に日付や時間の感覚を持ってもらうようにします。それから、集中治療室の患者さんは、だいたい人工呼吸器が口から繋がれている。最初、麻酔から覚めると、間違いなく違和感があるので、抜こうとする。しかし、我々は、お口にチューブが入っているので抜かないで下さいね、と注意をする。一方、患者さんの方は、事態をまだまだ理解されておられないので『何？』とか『どういうこと？』と思いますよ。そこで、大きな鏡を用意します。そして、全身を見せてあげます。今、こういう状態なんですよ、と。こうなっているから、これを抜いてしまうと危ないです、と伝える。まずは、オリエンテーションみたいな感じですかね。すごく重症の患者さんが運ばれて来て目が覚めても、何処にいるのか、そして、何故、そこにいるか分からない。だいたいそういう場合は手もベッドに括られている。動けない。そこで、暴れる。暴れると看護師は嫌がります。そこで、鎮静剤を入れる。目覚めたら、また暴れる。なので、また鎮静剤を入れる。かつては、その繰り返しが多かったと思いますよ。しかし、今は、しっかり説明をして、理解もしてもらって、出来ることは、やってもらうということですね」

――重症患者さんにも、出来ることって？――

「例えば、歯磨きとかも、口にチューブが入っていても出来るようにしてもらうんです。自分でやってもらうことで、自分は出来るんだという〝自己効力〟をあげる。こうやって自分でやってもらうことが、「せん妄」を防ぐことに繋がるんです。看護師だからやりますよ、寝ておいて下さい、ではなくて、『何でこんなこと、しないといけないのか』と患者さんが思われたとしても、出来ることはしてもらいます。髭もそってもらったりします。座ることが出来る人は座らせます、例え人工呼吸器が付いていてもね。また、歩ける人は歩かせますし。テレビも見たりしていただきますよ。それが必要だからです。ずっと寝かせていることの弊害もあるからです。早期の社会復帰に繋がるのはどちらなのかを、常に考えておかねばならないのです。かつて集中治療室におられたベテラン師長に聞くと、『昔と比べると、今は全然違う。昔は、皆、寝ていた。寝かしつけていた。人工呼吸器を付けている患者は、意識を皆、なくしていたものです』ということですから、隔世の感がありますよね」

—我々からすると、集中治療室では、皆さん、眠っている、眠らされているイメージがあります。—

「いやいや。人工呼吸器を付けている患者さんもテレビ見ていて、ナースコールとかもして来ますよ」

—しかし、患者さんには眠っておいてもらった方が、楽でしょ？—

「その通り、なんですよ！　絶対そうなんですよ。ナースコールなどは明らかに増えるので、全然看護師の対応は変わってきます。正直に言うと、大変。しかし、やはり早く退室してもらって、患者さんの予後を良くするためには、こうした環境作りが必要だと思いますね」

―ストレスフルな環境で、さらに、かつてに比べると格段に増えたナースの作業。まさに苛酷な職場で、何故、そこまで頑張り続けることが出来るのでしょうか?―

「そうですね……」

と言って少し考える時間を取った後、S吾さんはこう話し出しました。

「今は、まだ、やる人間が少ないから、ということでしょうか。今は、自分がやるしかないと思うからですよね。こんな話をして良いのか……。今、我が国の医療には地域格差が残念ながらあります。あの病院に運ばれた患者さんは助かっても、こっちの病院に運ばれた同じような症状の患者さんは、残念ながら亡くなるというケースは大いにある。では、うちの病院はどうなんだ、と思う訳ですよね。患者さんが運ばれた際に、ハッピーになって退院してもらえるようになるためには、今、与えられた立ち場で、今、やるだけのことをやっていかねばならないのではと思うから、ですかね。ここで頑張れるのは」

医療従事者の多くに、この使命感がある限り、日本の医療はまだまだ大丈夫だと思えました。

さて、最後に、一般病棟の看護師と、集中治療室の看護師では、何が一番違うかをお聞きしました。

「一般病棟の患者さんとＩＣＵに入っている患者さんとは、根本的に臓器障害が起こっている割合が全然違うので、余備力というのが全く違いますよね。ＩＣＵの患者さんには、その余備力が乏しい。何かあれば、急激に悪くなる場合があり得る。それだけに、今後この患者さんが、どういう推移を辿るのかというのを予測する能力が、絶対必要だと思いますよ。いっぱい心電図とかが付いているから、常時ピッピピッピッと数値がいっぱい出ているので安心なところもあるのですが、たくさん出ている数値から今、何が考えられるかを読み取る能力というのが、必要ですよね。また、この患者さんが、今、何故こうなっているか、その経緯を読み解く能力も必要です」

――まさに、冒頭の苦い経験からも得られたものなんですね？――

「そうですね。全てが繋がっている気がします」

——読み取る力、読み解く力を得るにはどうすればよいのでしょうか?——

「患者さんの〝全体像〟を見ること、ですかね。患者さんは、集中治療室には、病名を付けられて運ばれて来ますが、多くの方々は、入院して間もない状態なので、他にも別の疾患を抱えているかもしれないのです。例えば、脳梗塞という病名が付いて送られてきた。だから、脳のCTを撮る。しかし、その脳梗塞の原因が、大動脈解離だったということもあるんですよ。いかに全身を見ていくか、なんですよね。一つの臓器だけに注目してやっていると、やっていけない。全身は、繋がっているのですから」

S吾さんは、熱くそう語りました。確かに、集中治療室での看護師の重要性は、ひと際、高いものがありそうです。

「病院によっては、集中治療医がいる病院といない病院があって、まだまだいない病院が多いじゃないですか。そうなると、どの状態になった時にドクターに相談するかというのは、看護師の采配によって決まります。看護師がこれは異常だと気付いてくれない限りは、それは見逃されてしまうんです。なので、異常を見抜く力というのは、集中治療室のナースの場

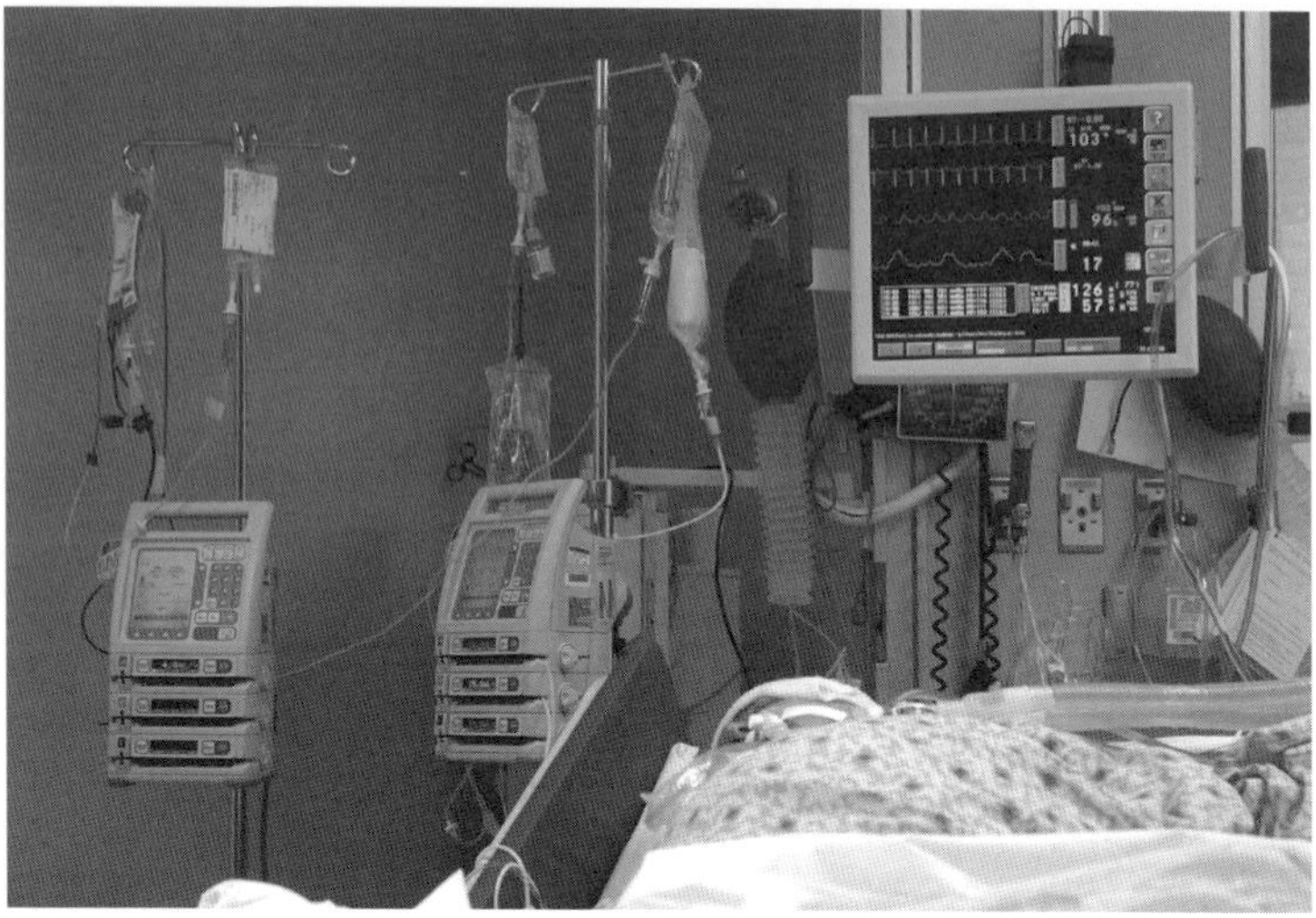

合は、非常に必要だと思いますね。ナースが、患者さんの一番近いところにいる。ナースが最前線なんです。ナースが集中治療室のキーパーソンであるという、自負は、大いに持っています」

そう言って、S吾さんは胸を張りました。

人の死をどう受け入れるのかが
求められる仕事。

ある救急ＩＣＵ医師の場合

「患者の死から、逃げないで欲しいですね。医療って、生きるか死ぬかの境目の時に、当然ですが、助けることこそが医療だと、私は思っています。そこにやりがいがある。だからこそ、若い医師には、そこを見つめて欲しいのです」

そう熱く話されたのが、今回の「語り人」です。医者になって今年で十九年目。最初の二年間は麻酔科に配属されたものの、その後は、ほぼ一貫して集中治療室に関わっているという集中治療のベテラン医師です。

仮にお名前をB先生としておきましょう。

第一章で先にご紹介した集中治療専門医のI先生のことを「ウサギさん」に似ていると例えましたが、B先生は、絶対〝肉食獣〟系。例えばアメリカライオンとも呼ばれる「ピューマ」でしょうか。体格も精悍で、吐く息すら熱そうな熱血漢をイメージして下さい。

それにしても、同じ集中治療専門医で、何故、これだけ印象が違うのか。それは、お二方が働く職場に原因がありそうです。

「集中治療室、ＩＣＵって、大きく分けて二つあります。大きな手術を受けた後に入るＩＣＵ。手術が終わった後なので患者さんの容体は比較的安定しておられます。そして、もう一つが、救急で運ばれて来るＩＣＵですね。こっちは、バタバタする。私は、そうしたバタバタしているのが好きなので救急ＩＣＵを選んだんです」

―しかし、そもそも何故医師を目指し、それも、そんなバタバタするという救急のＩＣＵの医師になられたんですか？―

「私の親父って、私が中学二年生の時に亡くなっているんです。突然死でした。その時、親父は自宅にいて、私たちは学校に行っていました。たまたま、先に帰った姉が、父が倒れているのを見つけて。母親は看護師だったので、母が勤めていた病院に搬送し、一方、私は、学校から病院へと向かったんですが、もうその時は手遅れでした。そんな経験から、命に関わる仕事がしたい、と。死ぬか生きるかといったところで蘇生に関わる仕事に携わっていたいと思ったんですね」

まさに、その希望は今叶えられてはいるのですが、生きるか死ぬか、その境目で仕事をするということは、残念ながら〝生〟のほうばかりに転がらずに、〝死〟のほうに転がるサイコロも多いという訳です。Ｂ先生は、こんな数字を挙げられました。

「うちの病院の場合は、ＩＣＵに入ってこられる患者さんの三十％が、残念ながらお亡くなりになられています」

―そんなにも。死は、もう日常なんですね？―

「そうですね。タフなハートがないと……、耐えられません」

タフさを求められるのは、何もメンタルに限ったものではありません。実は、体力的にもそうです。Ｂ先生から、こんな事例を教えていただきました。

「病院近くの清涼飲料水工場で事故がありました。バルブの緩みからか、作業員が熱湯を全身に浴びて運ばれて来たのです。全身熱傷です」

こんな話を聞いたことがあります。「どの死に方が一番痛いか？」という質問に対して、多くの医者はこう言うそうです。「多分、熱傷だ」と。

「そうでしょうね。文字通り焼けるように痛いはずです。全身熱傷の場合、死亡原因は、痛すぎてショックで亡くなるのです。しかし、一命を取り留めた後は、熱傷ではほぼ亡くなりません。命を落とす要因は、感染症です。ですから、私たち、集中治療医からすると、熱傷の患者さんは、非常に管理のしがいがあるんです」

―すなわち腕の見せ所ということのようですが、どんな措置を取るのでしょうか?―

「まず点滴で輸液をしないと、すぐ脱水症状に陥ってしまいます。人間って本来は皮膚があるので、身体から水分はさほど出て行きません。皮膚がカバーしているからです。しかし、こうした患者さんは皮膚がただれ、全身からジュルジュルと〝汁〟が出ている状態です。血管の中の血液も出て行っちゃうんです。ですから、最初の一日目、二日目は点滴がメインの治療です。その後は感染症対策。しかし、何でもかんでも抗生剤を打ったら良いという訳ではありません。もちろん抗生剤も使いますが、菌の方も、抗生剤に対抗できるように変異していくんですよ。そのため、抗生剤は出来るだけ使わないようにする。では、どうするか?それは物理的に菌の量を減らす努力をするんです」

――具体的にはどうするんですか?――

「お風呂です。熱傷バスと言われるお風呂に入れるんです。人間の身体にも、もちろん無数のばい菌が付いています。しかし、それが体内に入って来ないように皮膚がカバーしているんですが、熱傷の場合は、その皮膚がなくなっている。そうなると、もう感染するのは当たり前です。だからといって、完全に菌を殺すことは無理なので、少しでもその量を減らすことに我々は努めなければならない。そのためには、毎日、毎日、患者さんを洗ってあげるしかないんです。それがメインの治療です」

――しかし、お風呂に入れるって、乳児や幼児じゃあるまいし、相当な重労働では?――

「その通りです。人工呼吸器を付けたままですし、鎮静はさせているとはいえ、痛いのでどうしても暴れる。そこで、痛み止めを打ちながらお風呂に入れる訳ですから、大変な作業です。まずシャワーを浴びることが出来るベッドに移動し、人工呼吸器、鎮静薬、鎮痛薬を使用し、浴室で全身にシャワーを浴びていただくんです。実質三十分程度ですが、準備、後片付けの時間を含めると一時間程度、毎朝必ず行います。実に十人がかりです。『よっこいしょ!』

だとか『せーの！』とか声を掛け合って行う作業ですので、めちゃくちゃ人手が要るんです。うちのチームの人数ですか？　十二人です。この人数で、夜勤や当直などをこなしていく訳ですから、日中はもっと少ない人数でやっています。そうです。十人も常時はいません。ですから、熱傷患者がＩＣＵにいる間は、休みの人も、出られる人は出るというのが習慣です。朝、お風呂に入れて、『じゃあ！』と帰って行く仲間もいます」

―お風呂に入れた後は？―

「保湿剤を塗って、ガーゼを当てて、包帯を巻いて、例えとして相応しくないかもしれませんが、全身〝ミイラ男〟のようにします。そして、ＩＣＵで管理して、また翌日には同じことの繰り返しです」

―これは、どれくらい続くのですか？―

「最低でも二週間。やはり四週間は続くでしょうね」

――その後は？――

「皮膚移植です。このケースは、全身熱傷とは申しましたが、身体の前面に熱湯を浴びたものでしたので、背中や腰から皮膚を剥がして、前面に持っていくという手術を行いました」

――その手術は、誰が？――

「それは形成の専門医の先生が執刀されます」

――こう言うとなんですが、そこがスポットライトを浴びるところですよね。しかし、そこは別の先生が担当される。一方皆さんは、毎日総出で、患者さんをお風呂に入れておられる。それって正直、どうお感じになっていますか？――

「やりがいのある仕事の一つだと思いますね」

B先生は、筆者の失礼な質問に対して間髪入れずそう答えられました。しかし、筆者は失礼にも、今一度質問を繰り返したのです。

―お風呂入れは、本当にやりがいのあるお仕事ですか?―

「集中治療室の仕事って、裏方の仕事です。下働きといえば下働きです。サポートする仕事。でも、それも仕事です。医者って、医者になるまでに一番だった方も多く、自分を賢いと思っている人も多くて、下働きを嫌がるのも事実です。今回のケースも、確かにスポットライトが当たるのは移植手術です。しかし、私たちの仕事は、そこにまで無事に至らせることなのですよね。私は思うのですが、良い病院って、中央部門と呼ばれる麻酔科とか放射線科とか、病理の先生とか、あまり表に出て来ない部門、この集中治療室もそうですが、隙間を埋めているような部門が充実しているのが良い病院だと思います。そうした部門がないと、何処の科にこの患者を預ければいいのか、お互い見合ったり、あるいは押し付け合ったり、患者がたらい回しにされてしまうんです。また、病院内であまりに個々の専門性が進むと、例えばガンの専門医が診ていた患者が、肺炎になったりすると、たちまちどうすればいいのか分からなくなって、お手上げだとなることも起こり得るのです」

B先生は、そこまで一挙にまくしたてられました。そして、一拍置いて、こう静かにおっしゃったのです。

「集中治療室・ICUの仕事は、かっこよくも綺麗な仕事でもありません。どちらかといえば泥臭い仕事、下働きです。しかし、それがないと成り立たないのです。私は、そこにプライドを持っています」

しかし、マスコミは専門性の高いドクターを例えば「神の手」と称え、世間も、その先生に脈の一つを取ってもらおうとして、患者が列をなします。予約が一年以上待ちという声も聞かれます。B先生もおっしゃっているように、これまでずっと一番で来たお医者さんは皆さん自己顕示欲も強いのではありませんか？　裏方より、スポットライトを浴びたいと言う人のほうが、格段に多いのではないでしょうか？　何故、B先生は、この裏方の集中治療を選び、かつ好きと公言し、さらにプライドがあるとまでおっしゃるのでしょうか？

「親父のおかげかな。先に申し上げました急死した親父って、商売人だったんですよ」

―お医者さんじゃなかったんですね？―

「そうです。しかし、私には医者に成れと小さいころから言っていましたね。そして、私も親父のことを小さいころからよく見ていました。人が働いている時に休んで、人が休んでいる時に働いていましたね。そして、こうもよく言われました。『人が嫌がる仕事をしていたら、お金になる』とね。お金になるかどうかは別にして、人の嫌がる仕事をする、というのが、ボクに一番向いているかな、と思います」

Ｂ先生は、そうおっしゃって胸を張られますが、その一方で、今の若い医師は、なかなかこの集中治療の専門医を目指さないと言います。そこのところは、どう思っておいでなのでしょうか？

「確かに、集中治療専門医の志願者はまだまだ少ないですね。若い人は、やはりスペシャリストに憧れがあるんでしょうね」

―では、集中治療専門医に必要な資質とは何ですか？　スペシャリティーには重きを置かないのですよね？――

「自分で全部しないことですね」

B先生は、この質問を予想していたかのように瞬時にそう答えました。

――どういう意味ですか？――

「全部自分で賄えると思わないことですね。もちろん、私たちも一通りは出来ますよ。但し、広く、浅くですが。そりゃあ緊急の時には自分でもやりますが、それ以外の場合は専門家に相談しないといけないと思うし、出しゃばらないことも大事ですよね。そのためには、空気を読む能力だとか、いわゆるコミュニケーション能力が高くないとね。もちろん多くの先生方が論理的に話を聞いてくれて、論理的に行動して下さるんですが、時には、感情で動かれたり、反対に全く動いて下さらなかったりする。そうした際には『まぁまぁ』と言いながらまとめる力、交渉力、人間力が必要になってくる。そこがやりがいなんですが、見方によると、若い人にとっては面倒くさいかもしれませんよね」

B先生はそう言うと、少し苦笑いを浮かべられました。

「面倒くささ」、それが若い医師が、この集中治療室を敬遠する一つの理由のようですが、実はもう一つ大きな理由があると、B先生はさらに分析されました。

「今の若い医者は、患者が〝死なない科〟を選ぶ傾向が強いんです。しかし、この集中治療専門医という仕事はね、人の死をどう受け入れるのかが求められる仕事、心の資質がいる仕事だと思いますね」

そこで、冒頭のこの言葉が出てきたという訳です。

「患者の死から、逃げないで欲しいですね。医療って、生きるか死ぬかの境目の時に、当然ですが、助けることこそが医療だと私は思っています。そこにやりがいがある。だから、若い医師には、そこを見つめて欲しいのです」

先の第一章でご紹介したI先生の場合、「ここICUで、患者さんの死に立ち会うということは、あまりない。一割もいかないくらい」とおっしゃっていました。

一方、今回のB先生の場合は「うちの病院の場合は、ＩＣＵに入ってこられる患者さんの三十％が、残念ながらお亡くなりになっています」とのこと。ともに病院でありながら、この数字の差は大きい気がしましたが、よくよく考えれば、我々が日常で出会う「死」の確率など、実に僅かなもの。そうした我々の日常と比べると、どちらの先生方も、日々「死」と向かい合っていると言っても過言ではないでしょう。肉食獣系のB先生も、素直に「嫌なことはいっぱいある」「辛いことも多い」とおっしゃいます。

では、何故、そんなお仕事を続けられるのでしょうか？

「それは、親父の言葉が心に刻まれているからですよ。『人の嫌がる仕事をしろ！』ってね」

B先生は、少しはにかみながら微笑まれました。

ところで、全身熱傷の患者さんは、実に三ヶ月近く入院されたものの、無事退院していかれたそうです。ＩＣＵにいる間は、スタッフたちに「痛い！　痛い！」と当たり散らしたことも多々ありました。しかし、それでも、退院後の経過観察のため病院を訪れる際には、必ず集中治療室にも顔を出し「ここまで治りました」と報告されたそうです。B先生は、小声で言いました。

「それも、やりがいだよね」と。

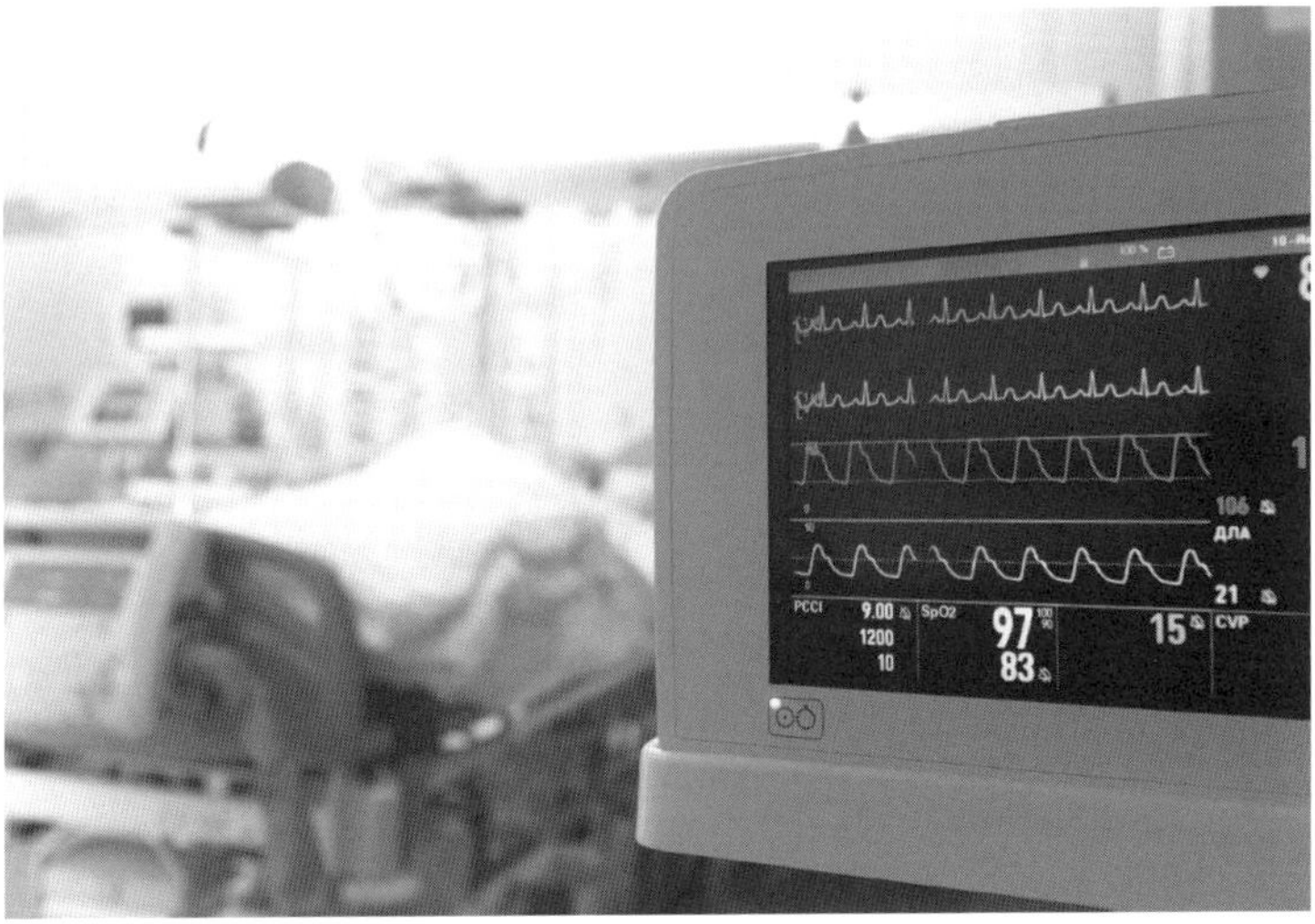

急変前の〝兆候〟に気付き、報告できる能力が必要。

ある看護師の場合1

「私、どっちかと言うと患者さんとお話するのが苦手だったんですよ。ですから、正看護師になって希望する配属先を尋ねられた際には、出来るだけ患者さんとお話しなくていい場所をと思って、第一希望がオペ室、第二希望が集中治療室と答えたんです。その第二希望が叶って、結局それ以降十年余りほぼ一貫して集中治療室の担当です。でもね、話をしなくていい場所ではありませんでした。確かに患者さんとはほとんど話す機会がなくとも、そのご家族の方とはしっかりコミュニケーションを取らなくてはならない。集中治療室から無事退室され、後日、院内で出会って患者さんは『誰？』とキョトンとされていても、ご家族の方からは『あぁ～！』と言われ、よく手を振られることがありますね」

そう話し始めたのが、今回の「語り人」。看護師になって十四年目という女性の方です。それだけのキャリアをお持ちの訳ですから、年齢もそれだけ重ねておられるんですが、お肌がツルツル。思わず真面目に「いくつからナースをされているんですか？　まさか十代前半からではないですよね？」と聞いてしまいました。それほど、お若い。そこで、ここでは、彼女をお肌ツルツルの「ツル子」さんとお呼びすることにしましょう。

そんなツル子さん、看護師になったのは、「単純に手に職を付けたかったから」「志を持って入った訳じゃない。全然ない！」「ただ、何となく。手っ取り早いかなと思ったから」「決してプラスで向かった訳じゃない！　マイナスで、ある種の逃げで選んだんです」

とおっしゃいました。しかし、当時の看護現場は今より数倍は厳しい。彼女の言葉を借りれば、一年目、二年目は「地獄」だったそうです。

「まず一年は頑張ろうなどではなく、とりあえず一ヶ月、二ヶ月、三ヶ月頑張ろうというように〝刻みながら〟耐えましたね」

―何が、どう、辛かったのですか？―

「ドクターが看護師さんを育てたかった訳じゃなくて、〝小さなお医者さん〟を育てたかったのだと思います。例えばレントゲンを撮って、ドクターに所見をお願いしますと言って、そのレントゲン写真をお渡しすると、ドクターから反対に『はいどうぞ！』と言われるんです」

―それって、どういうことですか？―

「レントゲン写真を見ての、私の所見を求められるんです。私の考えをね。心電図でもそうです」

―毎回、試験のようなものですか？―

「そうですね。『患者さんが悪くなったら君のせいだよ』とも言われたことがあります。さらに、そのプレッシャーはドクターからだけではなく、先輩ナースたちからもありましたね。重症の患者さんの担当をしている時に、先輩からトントンって肩を叩かれて『受け持ち、変えるわ』って言われるんです。えっ？ 何故ですか、と尋ねると『先生が受け持ちを変えろと言っているから』って。『そんな患者さんを一年生のナースが受け持つのは、まだ早いから』、みたいなことを言われましたね」

―そうした環境下をどう乗り切られたのですか？―

「勉強しました。本当に勉強しました。一番、辛かったのは、朝、プレゼンすることでした。先輩の前でね。この患者さんの、病態生理はこれで、もともとの既往歴はこれで、今回の病気はこれで、こういう流れで来ているので、一日こういうところに気を付けて見ていきます、というプレゼンをするんです。そして、そのプレゼンが良くなければ、ダメ出しされる訳です」

―どんな風にですか？―

「『情報や患者さんの病状への理解が全然足らない』と言われ、さらに『その患者さんのところへは、行かないで』と言われるんです。流石に、今の時代であれば、そんなことを一年生のナースには求めていないとは思いますが、当時は厳しかったですね」

―辞めようとは思いませんでしたか？―

「辛かったんですけど、辞めたいという気持ちはあんまりなかったですね。何故だか分からないけど。そういうもんだと思っていたから。そういう時代だったからですかね。しかし、この朝のプレゼンは、本当にプレッシャーがありましたね。全員で、患者さんを一人一人回りながら、自分の受け持ちの患者さんの番になったら、一歩前に出て話し始めます。間もなく自分の番だ。プレゼンの順番が迫ってくる。今は前の人がやっている。すると、急に具合が悪くなって、貧血みたいになって、気が付いたら回りに同期が集まっている……、みたいなことがありましたね。一瞬、気を失っていたんでしょうね。それだけプレッシャーはありました」

―何故、そこまで厳しくされたと思いますか?―

「それは……、重症の患者さんを扱うから、ということに尽きると思いますね」

この重症の患者さんを扱ううえでの大変さ、あるいは、気にかけていることとは果たして何なのでしょうか? 引き続き、ツル子さんに伺いました。

「やっぱり、危機的な状態の人が多かったりするので、まぁ、ちょっとした見逃しが、あとに響いたりします」

―それは、どういうことですか?―

「患者さんが急変する前って、実は何時間も前に〝兆候〟があります。私たちは、それを拾うことも出来る。それを拾わなければならないんです。見逃しは許されないんです」

――〝兆候〟をどうやって拾うんですか？――

「この人、こんなんだったたっけ？って。この人、こんな顔だったたっけ？みたいなところから始めるんです。あと、この人、こんな表情だったかな？とか、この人、こんな反応だったかな？みたいな。昨日は、もうちょっと反応してくれてたね、とか、そういうところから始めるんです」

――だからといって、そんな数時間で患者さんの顔が激変するわけではないでしょ？――

「そうです。激変する訳などありません。そこで、周囲にいる他のナースを呼んで、この人、こうだったたっけ？とか、この人、こうじゃなかったよね？とか話します」

――何処を一番見るんですか？――

「表情とか、反応とか、ですね」

――どう変化するんですか？　病状が悪化する前と後では、どう違うんでしょうか？――

「それはもう、勘のようなものですかね。看護師さんだったら、分かると思います。何か変って、何か違うって。その〝何か変〟を、自分の持っている知識と経験に当てはめていくんです。パズルみたいに。私たちの仕事は、まず、その〝何か変〟を探していくことなのです」

しかし、彼女は、こうも言いました。「でも、ただ気付くだけでは、ダメです。それをどう伝えていくかが重要です」と。そういう思いに至ったのは、苦い経験が彼女にもあったからです。

「正看護師になって、三年目でリーダーになった時のことです。脳外科の患者さんがICUに運び込まれました。脳出血などで頭のダメージが大きかったんじゃなかったかな。呼吸管理などが目的でICUにおられたケースだったと記憶しています。その患者さんにある日、変化が見られました、というか、感じられました。前の日とは何か違ったんです。この人、こんなんだったかな？と。この患者さんは、分かりますか？と問いかけても『分かりますよ』と、ご自身では言えないレベルだったんですが、それでも、それなりの反応があったんです。例えば、トントンとしたら、少し動かれるとか。身体の動きが全くない人ではなかったんです」

―でも、その日は、何か違ったんですか？―

「確かに、この人こんなんじゃなかったなぁと。こうした〝何か〟が分かるスタッフと、残念ながら、それが分からないスタッフがいるんです。その時は、分かってくれるスタッフが少なくて。この人、こんなんじゃなかったよねと言っても『ええ？　そうかなぁ？』って。ドクターにも伝えようとしたんですが、私、当時はまだ若かったので、ドクターに言えたのは、『この人、何か変』としか言えなかったんですよ。『先生、この人、こんなんじゃなかったけどなぁ～』って」

―ドクターは、どう返答されたんですか？―

「お医者さんって論理的に考える人たちだから、〝何か変〟では動いてはくれないんですよ。そうこうしているうちに血圧がグ～ンと上がってきて、私は、患者さんの頭の中で何かが起きていると思ったんです。出血なり、梗塞なり、何かがね。何となく頭が腫れているようにも思ったし。ですから、私は、CTに連れて行って、検査して、次の治療が必要なんじゃないかと思ってはいたんですが、それを、上手くドクターに言えなかったんです。何か変としか。そこで、ドクターは、血圧を下げる指示は出してくれたんですが、それ以上のことはして下さいませんでした。私は、患者さんの頭の中、大丈夫かなぁ~とは言ってたんですが、結局、ドクターの気持ちを動かすことが出来なかったんです、私の言い方では。そうこうしているうちに、ちょうど日勤と夜勤の交替時間になって、主任のドクターが出勤して来られて、また担当のドクターも来て下さったから、もう一度、『先生！ この人、こんなんじゃなかった！血圧めちゃくちゃ高いし、脈も遅くなってきているので、頭、何かなってるのと違うかなぁ』って。そして、ようやく……」

―〝頭、何かなってるのと違うかなぁ〟とは、漠然とした表現ですね。―

「はい。そして、ようやく『CTに連れて行きたいんですけど』と言いました」

―それで、ドクターたちは？―

「『それではCT行こうか』と。すると、CTを撮ってみると、頭の中で出血していたのです。私の言うことは〝当たっていた〟んです。でもね、あぁ、六時間くらい前に、私は感じていたんですよ。六時間も前にですよ。私は、その時、実にモヤモヤした気持ちになりました。最初に何か変だと報告したドクターは『君の言う通りだったよね。ごめんね』と謝ってはくれたんですが……、私はその時こう決心したんですよ。報告って、ドクターの気持ちを動かさないとダメなんだ、何か変じゃ、ダメなんだとね。感覚的ではなく、ちゃんとデータで言わないとドクターの気持ちは動かないことを、その時、すごく実感もし、学びました」

―その後は、どのように報告するよう心掛けておられるのですか?―

「何か変じゃドクターは動けないんですよね。そこで、何処が変なのかを探すことに努めるようになりました。例えば、血圧や脈拍、不整脈があるかないか、さらに採血のデータや、呼吸の様子、胸の音を聴く、レントゲンの写真とか、あるものは全部診ていく感じですかね。そうです、証拠を探す、といった感じ。何処が悪いのか、具体的に見つけ出すんです。患者さんの頭の先から足の先まで診ていくんです。もちろん、患者さんご本人が答えていただける際には、しんどくありませんか?と尋ねます。また、看護師に、みんな集合!と声を掛けて招集し、何か変じゃないかな?と聞くようにしています」

―しかし、それでも答えが見つからない時もあるのでは?―

「確かに、そういう時だってあります。データ的には正常な範囲で収まっている時だってあります。だからこそ、私たちには、気付く能力がいります。例えば、心不全の予兆としては、患者さんがソワソワしているなと感じる時が多いんですよ。落ち着かないし、しんどいとは言わないけれど、なんか身の置き所がないというか、ゴソゴソしておられる感じがするんです。そんなレベルから、ですね。とにもかくにも、知ろうと思うことが重要ですよね。そんな試験もないしね。実際、なかなか気付くことが出来ない人もいるので、個人の資質によるところも大きいと思います。でも、それを手に入れようと思えば出来るんじゃないでしょうか。訓練でね。私は普段から人間観察をずっとしていました。もともと、人間観察が好きだったかもしれませんね」

確かに、こちらがインタビューをしているにも関わらず、何だかシッカリと見られている気がしてきました。ボクには、何らかの予兆は現れていませんんか? 何か変なことがないことを願うばかりです。

さて、このツル子さんに後輩たちが「先輩！　進路として集中治療室をどう思いますか？」と聞いてきたら、どうお答えになるでしょう。

「絶対いいよ！と答えます。患者さんの診方が分かるから。でも、やる気によるかな。やる気があって、学ぼうと思えば、キッチリと患者さんを診ることが出来るようになるんじゃないですか。一年生のうちにICUで患者さんの全身を診る癖を付けておけば、潰しがきく、何処のセクションに行っても活躍出来ると思いますね。ただ、長くやるところではないように思えます。三年か四年やった後は、一般病棟に移ったら、とアドバイスすると思いますね」

その理由を尋ねると「集中治療室は特殊な場所だから」という答えが返ってきました。そして、こんなエピソードも語ってくれました。

「集中治療室に入ること自体が不安ですよね。患者さんや、その家族はもちろんですが、看護師だってそうです。ナース一年生は、集中治療室に入るだけで具合が悪くなることもありますよ。毎年一人ぐらいいますね。『ちょっと気分が』と言ってそのまま退室していくんです。

周りは、こう言います。『あの子、悪気、邪気にやられたわね』って。私ですか？　私の新人時代は十年以上前なのでもう忘れちゃったけど、やっぱり独特な雰囲気があったと思います。色々な医療機器があって　モニターの音がして、アラームが鳴って、若い人が好きそうなキャピキャピしている雰囲気など微塵もありませんもんね」

―そして、さらに仕事はハード。中でも、何が一番辛いですか？―

「辛いかどうかは、別にして、常に人に見られている感じはあります」

―患者さんを見るのが仕事であるナースの方が、見られているということですか？―

「そうです。まず、家族の方からは、常に見られているなぁ、と。別の患者さんとお喋りしていても、他の患者さんやその家族の方々の目は気になります。さらに、私が一年生の時に思ったのは〝常に見張られている〟ということですかね」

―どういうことですか？―

「例えば、他の病棟では、詰所で先輩に叱られても病室に行ったら患者さんと自分だけですよね。一般病棟では、そういう逃げ道があるんです。でも、ＩＣＵってオープンフロアーになっているので、全部見えるんですよ。先輩が常に見張っている感じがしました。当時は、ですよ。実際、悪口も聞こえてくるんです。『あいつ、あんなことやってる』とか、聞こえてきますよ。『見てみろ！　あいつ』みたいなことが聞こえてくるんですよ。そこで周囲を見渡すと、作業をしているのは、私だけで。えっ！　私のことって」

そう言って、ツル子さんは大きく笑いました。こうしたある種の〝修羅場〟を潜り抜けてきた自信からでしょうか。今後も、このお仕事を続けていかれたいですか？とお聞きすると「体力の続く限りは」と答えられました。では、何故、こうした辛い経験があるにも関わらず、今後も続けたいのですか？とお聞きすると、こう答えられました。

「七、八人の患者さんを診る診方を知らないから、ですかね。私は、一人、ないし二人の患者さんを頭の先から足の先までじっくり診るというところで、十年以上やってきたのでね。七、八人の患者さんを一日の中で診る訓練をしていないからです」

謙遜して答えておられるようでありながらも、集中治療室でのナースとしての自信と気概が溢れる答えかと。最後に少し意地悪な質問をさせていただきました。

―集中治療室って聞くと、〝死〟に近いところというイメージがありますが、あなたにとっての集中治療室とは？―

「命を救える場所、ですかね。医療の中で最後の砦ですよね。しかし、私は、ドクターだけが患者さんを治療しているのではないと思います。私たち看護師が、患者をどう観察して、どうドクターに報告をするかということが、治療には大きく関わってくるんだと思うんです。ドクターは常にベッドサイドにいてその患者さんを診ている訳ではありませんので。結局、自分の観察や報告が遅れれば、患者さんの治療が遅れたり、それが取り返しのつかない最悪の結果になることがあるってことを、私たち集中治療室のナースは、常に自覚しておかねばならないのだと思いますよ」

インタビューの大半は、大阪弁で、フランクに明るく話をしてくれたツル子さんでしたが、ここだけは、まさに噛みしめる様に話されたのでした。

看護師の心のケアに繋がるデスカンファレンス。

ある看護師の場合2

「集中治療室に、最初に配属された時のことですか？　最初は、何か怖いな、と。でも、もともと救急をやってみたいなというのがあったので。急性期（生命に関わる怪我や病気の患者）の、それも超急性期（怪我や病気の発症直後）の救急の看護をやってみたいと思っていたんですけど、自信がなかったんです。だけど、同じ看護師免許を持っているんだから！　自分でもやれるはずだという思いを強めて、思い切って飛び込んだのです」

―でも、やっぱり怖かったと？―

「そうです。日々緊張！　何が一番怖かったって、患者さんの周りに置いてある、あの機械たちが怖かったですね。だって、よく分からないですもん。何か鳴ってます、みたいな」

彼女はそう言うと、少し笑みを浮かべられました。看護師歴十八年、うち六年を集中治療室で勤務したという彼女が、今回の「語り人」です。キャリアからいうと、もうベテランナースといっても良いかと思いますが、「私は、まだまだ」と言うのが口癖。「今でも、まだ慣れません」「患者さんは皆違うし、同じ患者さんも来ないし」「自分自身もまだまだですし」と言うフレーズが何度も出てきました。そこで、今回は彼女のことを「まだ子」さんとお呼びして、この話を進めていきたいと思います。そんなベテランナースに、まず、こんな質問から投げ掛けてみました。

―集中治療室と、一般病棟との〝看護の質〟の違いって何ですか？―

「多分……」

と、切り出した後、相当な間をとってから、こう話し出されました。

「一般病棟だと看護師が患者に与える影響が、そんなにない。『ない』と言ったら語弊がありますけど、一方、集中治療室で行う看護師の役割は、その患者さんの回復力を左右することになるので、やりがいが全然違いますね。怖いけど」

―では、一般病棟と集中治療室の看護師とでは、日常の業務の中で一番の違いは何ですか？―

「集中治療室にいると、看護師がさぼれば、患者は絶対良くならない、という点ですかね」

それまでは、自信なさげに話すことの多い「まだ子」さんでしたが、この質問に関しては、実に明確に答えられました。

―もっと具体的なケースで教えていただけませんか？―

「例えば、体位変換にしてもそうです。患者さんが同じ体勢でしんどそうだからとか、床ずれ予防だけで、ただ体位をゴロゴロと変えている訳ではありません。患者さんの肺の音を聞いて、体位を直角にしてあげると痰が流れやすくなって、肺炎の予防になるなど、もっとこうしたほうが肺には良いんじゃないだろうかと、考えながらやらなきゃならないのです」

―ただ単に身体の向きを変えているだけと思っていたんですが、そうではないのですね？―

「集中治療室での体位変換の主な狙いは〝体位ドレナージ〟と言って、痰を出やすくするためなんですよ。寝たきりだと、合併症になりやすいですが、その予防のために体位変換をしているんです。それは、一般病棟とは大きく異なるところですね」

――いい加減にやるのとは違う、という訳ですか？――

「そうです。歴然と差が出ます。数字で出てくるんです。血液ガスと言って、ＰＯ２と言う酸素化の状態を見る値がグンと上がるんです。そうなれば、患者さんの呼吸は随分楽になります。角度だけといえば、角度だけなんですが、その角度が重要。実に意味のある仕事です。場合によっては腹臥位、すなわち、チューブを付けたままで、腹ばいの姿勢になってもらうこともあります」

――何だか、すごい〝絵〟ですよね。それは、看護師が判断するものなんですか？――

「そういう場合もありますし、リハビリの担当者と相談して、なかなか背中側の肺の下に溜まっている痰が取れないね、と言いながらすることもあります」

――痰が何処にあるのか、そういうのって、どうやって分かるのですか？――

「ＣＴを撮ればすぐ分かります。そして、身体を動かせば、痰も動くんです。ですから、ドクターから『もっと体ドレして』『もっと体位ドレナージをして』と頼まれたりします。これは、やりがいになりますね」

そう話す「まだ子」さんは、少し胸を張ったようにも見えましたが、次の質問をすると、また、消え入るような声になってしまいました。

—やりがいのあるお仕事だとは思いますが、それでも、やはり、辞めたいと思われたこともあるのではないですか？—

「ありますよ、もちろん」

—それは、どういう時ですか？—

「子どもが運ばれてくると、そう思いますね。ちょっとしんどくなります」

実は「まだ子」さんにも高校生になるお子さんがおられます。それだけに子どもに関わる案件は辛いとおっしゃるのです。

「特に、治療の中断があると辛いですね」

――それはどういうことですか？――

「救急搬送されて来たケースだったんですが、五歳の少年でした。お母さんがお買い物中で、お父さんと留守番をされていたようです。お父さんは何か用があったのか、家から出てガレージにおられたその時、ドスンという音がしたのでその音のするほうに行ってみると、子どもが二階から落ちていたそうです。そこで、私たちの下に運ばれて来たのですが、もう手の施しようがなく、脳死状態だったので、治療中止に……」

――あぁ、そういうことを指すんですか？――

「そうなると、集中治療室では何も出来ませんので、その患者さんは一般病棟へと移動するのですが、その時は……」

―その時は？―

「集中治療室側から、家族の方々に、手の施しようがないからと伝える必要があるのです。それが辛いです。表では決して泣きませんが、バックヤードでは、私たち看護師も泣きますね。子どもの案件が一番辛いですね」

確かにそれは辛い。ご自身もお子さんを持つ身であれば、なおさらでしょう。そして彼女が語ってくれたもう一つの辛い体験も、別の形で子どもが関わっていたのです。

「四十代の女性の方で子どもさんが三人おられて、男の子ばっかりだったかな。ご自身も働いておられたようですが、くも膜下出血になられて運ばれてきました。しかし、結局は手の施しようがなくて、彼女も脳死状態になりました。そうなると……、臓器移植、臓器提供の話になるんですよ」

―死亡宣告、それも脳死による死亡宣告を受けて、それ自体も、なかなか受け入れられない状態の中で、さらに、臓器移植、臓器提供の話になるんですね？―

「そうです。家族の皆さんは当然ですが戸惑われます。そこに移植コーディネーターさんが入られて、家族の方々も色々話を聞くうちに了承され、そして臓器移植へ、という道筋をたどります。一回目の脳死判定があって、そしてもう一回脳死判定があって、その時刻が死亡時刻になるんです。しかし、その時も心臓は動いているんですよね。もちろん、今回のケースもそうでした。その臓器提供の判断を、子どもたちだけでしなければならなかった訳です。まだ小さい子どもという訳ではありませんでしたが、上は高校生だったか、思春期の男の子たちだったたと記憶しています。その三人のお子さんのうち次男さんだったか長男さんだったか、やっぱり納得できなかったんですよ。モニターを見れば、心臓が動いているのは分かりますからね。ですから臓器提供の話は進まないまま」

――そういう時も、看護師の皆さんは、その場におられる訳ですよね。その際は、家族の方々にどう声を掛けられるのですか？――

「私たちは、そうした際には声は掛けません。というか、声は出せないので、タッチングといって背中を擦ってあげたりします」

―結局は、臓器提供に関しては承諾されたのですか？―

「患者のお姉さん、すなわち子どもたちにとっては伯母さんが来られて、家族だけで暫く話し合いを続けておられましたが、最終的には承諾されました」

―その時って、家族はどう言うんですか？―

「お願いします、って」

―何とも言えないひと言ですね。しかし、こうした経験は流石に集中治療室ならではのことなんでしょうね？―

「そうでしょうね。一般病棟では、まず経験しないことだと思いますね」

想像してみて下さい。その時の様子を。患者の心臓は確かに動いている。しかし、「死亡」のレッテルが今貼られようとしている。家族はそれをどう受け入れるのでしょうか。集中治療室のその一角は、文字通り「重い空気」に包まれていることは間違いありません。そして、その空気に包まれているのは、患者の家族だけではありません。看護師も同様に包まれているのです。多分、そのストレスは計り知れない大きさに違いありません。では、そのストレスは、どう発散しておられるのでしょうか？

「誰かに話をするしかないですね。幸い、うちの病院にはデスカンファというのがあるんです」

―デスカンファ？―

「デスカンファレンスのことです。死に至った症例に関して話し合う、というものです。それが看護師の心のケアに繋がるんです。特に厳しい状況があった時は、師長さんが『デスカンファしようか』と提案してくれて、同じ職場の看護師同士が話し合う場を設けてくれます。カンファレンスとはいうものの、ただ喋るだけです」

―どんな風に進んでいくんですか？―

「思い出とか、その時の対応についてとか、なんでも。看護師の心に秘めているものを吐き出すんです。もちろん、他のメンバーが話す時は、こちらは聞き手。他のメンバーがどんな話をしても、聞き手は決してその意見を否定することはしません。そうそう、と共感し合うんです」

―どれくらいの時間、やるんですか？―

「三十分くらいですかね。とにかくバァーッとね。全員が話し終えたら、『はい！　解散！』って、みな、持ち場に戻るんです」

いや、もう、なんて言えばいいのか。「インタビュー起こし」したものを読み返すと、ボクは「すごい職場ですね」「すごい職場ですね」と何度も言っていました。自分自身の語彙不足を痛感するものの、その言葉以外に思いつかないのも事実です。そこで、こんな質問もしてみました。

―この仕事をやっていて良かったなぁという瞬間とか、やりがいは、何ですか？―

「あまり記憶にないですね」

何処までいっても、謙虚というか、妥協を許さないというか、現状に満足しない「まだ子」さんです。そこで、少し質問を変えてみました。

―集中治療室の看護師として、必要な能力って何ですか？―

「迅速性というか予測性というか即応性というか、先に何が起きるか予測して動く事ですかね」

こうした質問には間髪入れず答えてくれます。

―具体的にはどういうことをされるのですか？―

「うちの病院では、朝にカンファレンスをしますが、そこで担当の患者さんの予測性、つまりバッドストーリーを想像して、そうならないための看護目標を日々立てていくんです」

――バッドストーリーって？――

「最悪の事態のことです」

――患者さんが回復していく姿を想像するのではなく、最悪の事態のことを想像するんですか!?　具体的には、どんな風に？――

「脳出血で手術した患者さんなら、バッドストーリーは再出血することですよね。では、その再出血を予防するためにはどうすれば良いか？　それは血圧をコントロールして、沈静管理をしっかりして、過重な負荷を避けること。それが今日の看護目標となって、チームで共有するという流れになります」

――いつも最悪の事態を考えるのですね？――

「そうです」

そう答えると「まだ子」さんは笑いながら顔をしかめました。

「ここに来て、何が一番嫌かと言うと、そのことです。毎日、その人の最悪を考えないといけないので嫌ですね。集中治療室一年目の新人ナースさんにはそれが一番しんどいんじゃないかな」

—「まだ子」さんは？—

「今は流石に慣れましたが、嫌は嫌ですね。でもね、患者さんの最悪の状態を考えておかないと、対応が遅れてしまうので」

自信があるのかないのか？　不安があるのかないのか？　なかなかつかみどころのない「まだ子」さんに、最後はこんな質問をしてみました。

—例えば、ご自身のお子さんが集中治療室の看護師をやりたい！と言ったらどうされますか？—

「もちろん応援しますよ。だって、やりがいがあるから。そこですよね。仕事として看護師は良いじゃないですか。怖いですけどね」

――一番怖いことは何ですか？――

「普段回らない機械が動くと怖いですね。人工心肺とか、普段はあまり使わない機械を久しぶりに使うというような時は、やっぱり怖いですよね。また、集中治療室で突然手術が始まることもあります」

――えっ、どんな時ですか？――

「お腹から出血している時に、もうここでやろう、手術をしよう、お腹を開こう！となります」

――どんな状況の時ですか？――

「交通事故などで運ばれて来て、救命救急センターで血管内治療をして止血はした。そこで集中治療室に運ばれて来たけど、詳しく調べてみると、依然出血していると分かった時などに、もうここで開けよう、手術をしようということがありますね」

――立ち会われるんですか？――

「はい！」

あっさり、そう答えられました。

「もちろん、滅多にはないですけどね。実際、『えっ！　今ですか？』『朝まで待ったらいかがですか？』って思うこともありますよ。でもね、集中治療室の看護師には、迅速性も必要ですから」

「まだ子」さんはそう答えると、今日一番の笑い声をあげられたのでした。

患者と向き合い、機械と向き合う。

ある臨床工学技士の場合

「ボク、エンジニアに成りたかったんです。機械が好きで、機械いじりも好きでした。将来は、そうした関連の仕事に就ければいいなぁと考えていた一方で、医療業界にも興味がありました。特に、福祉の道もいいなぁと。あとパイロットにも憧れましたね。でも、目が悪かったので、諦めたんですが……」

さて、何とも〝気の多い〟この男性こそが、今回の「語り人」です。年齢は三十三歳。上背もあって、肩幅もあって、体重も九十kgはあろうかという偉丈夫です。失礼な表現ではありますが、病院内におられるよりは、戦国時代にタイムスリップをし、甲冑を付けて戦場を駆け回っている姿の方が似合いそうな方です。そんな彼のことを、大きい先生の意味も込めて仮にO先生とお呼びすることにしましょう。実際、O先生が身に付ける医療用の白衣「スクラブ」は、もうはち切れんばかりです。そうなのです。確かに、スクラブを着用されておられることから、医療関係者であることは間違いないのですが、冒頭のコメントと、さらに、その風貌もあって、集中治療室とどんな関係があるのか、なかなか見えてこなかったのです。しかしお話を伺うと、そうか！　そんな重要なお仕事もあるのかと、膝を打った次第でありました。

「はい。私の肩書は、臨床工学技士です」

〝臨床工学技士〟。まだ、あまり聞き慣れない資格かもしれませんが、医療に関する国家資格の一つです。大辞林では「国家試験により免許を受け、医師の指導・監督の下に医療機器の操作および保守点検を行う者」とあります。また、公益社団法人・日本臨床工学技士会では、その仕事の内容をこう紹介しています。

「臨床工学技士は医療機器の専門医療職です。病院内で、医師・看護師や各種の医療技術者とチームを組んで生命維持装置の操作などを担当しています。また、医療機器が何時でも安心して使用できるように保守・点検を行っており、安全性確保と有効性維持に貢献しています」

なるほど！　そう言うことか。さらに、O先生は、もっと分かり易く、こう説明して下さいました。

「病院の医療機器のことと、人体のこと、その両方のことを知っている人間だと理解していただければと思います。患者さんにも向き合うし、機械にも向き合う。まぁ、何でも屋さんに近い仕事ですね」

ここまで伺って、合点がいきました。確かに今、病院は様々な機械で溢れています。O先生の勤める病院でも、機械の数は、実に一万は下らないだろうということです。これらの機械が、常に正常に稼働しないことには、患者の命を守ることなど確かにままなりません。そのために、専門的な知識とスキルを持つスタッフが必要になっているのです。

―例えば、集中治療室にある主な機械にはどういうものがあるんですか？―

「まず、ドラマなどでも必ず出てくる『生体情報モニター』というのがありますよね。パソコン一台くらいの大きさで、心電図とか、心拍数、血圧、体温などを一緒に見ることが出来る機械です。それから、『人工呼吸器』。必要な場合は、血液透析の機械も運び込まれます。血液ガスの検査機というのもありますね。最近は皆さんもよくご存知の『AED』（自動体外式除細動器）もあります。

あと……、一番でかいものといえば、やっぱり『人工心肺』かな。心臓の手術の際に使うものですが、手術が終わった後、集中治療室でも、まだ悪いなという場合は小さいバージョンで『ＰＣＰＳ』、経皮的心肺補助装置というのも使いますね。他には『ＩＡＢＰ』という機械を使うこともあります。大動脈内バルーンパンピングと言って、大動脈の中に〝風船〟を入れ、心電図と同期させて、この〝風船〟を膨らませたり、萎ませたりすることによって、心機能を補助するという装置です」

―機械音痴の筆者には、もうチンプンカンプンですが、О先生は、高校卒業後に、医療・福祉・看護の専門学校に入学されたんですよね？―

「そうです。ホームページを見てかっこいいなぁ、というのが志望理由です。ボクの希望にピッタリ合っているというのも、もちろんですが。ただ親には申し訳なかったですね。授業料が高かったですからね」

―そこでは、どんなことを学ばれたんですか？―

「大学の工学部に近いですね。思い切り理系。電気・電子の勉強をして、機械の構造とか材料のことも学び、電気の実験もします。その一方で、人体のことを学ぶ授業があります。解剖学とか、細胞を顕微鏡で見る実習なんかもありましたね」

―そして、卒業後は、希望通り病院に就職、ということですか?―

「はい! 専門学校卒業後にこの病院に入って、もう十年以上が経ちました」

―希望通りだったとは言え、最初は戸惑いませんでしたか?―

「いやぁ、滅茶苦茶戸惑いましたよ。ただ、段階的に様々な場所を経験出来るようローテーションを組んでいただきました。まず透析担当に。それに慣れてきたら手術室や集中治療室の管理をして、それから人工呼吸器がちゃんと動いているかをチェックする仕事を課せられます。これって、機械がしっかりと動いているのだけを見るのではなく、人工呼吸器がその患者さんに、ちゃんと合っているかを見ます。つまり、機械と人とを総合的に見るんです。そして、そこにも慣れてきたら心臓のカテーテル室に入ります。ここでは、まぁ、何もなければ心電図を見る役と、検査機器の操作をするだけですが、患者が急変すると、補助人工心臓の操作をしなければなりません。そして、一通りのことを学ぶと、心臓外科の手術に入ります。そこでは、人工心肺の操作という仕事が待っています」

―それって、まさに生死に関わる重要なお仕事だと思うのですが、エンジニアを目指しておられたO先生にとって、その仕事は想定内のことでしたか？　それとも想定外のことだったのですか？―

「臨床工学技士という資格を目指し、実際に、この仕事に就いたからには、ここが臨床工学技士の腕の見せ所、見せ場ですよね。なので、当然やりたかった仕事でした」

O先生は、大きな胸をさらに一段と突き出してそうお話しされました。

ところで、今回のこの取材のテーマである「集中治療室」に関しては、病院にそういう場所があるということは当然O先生も就職前から知っていたということです。でも、臨床工学技士が「集中治療室」にずっといなければならないとは思っておらず、ビックリ！　さらに、患者管理もこんなにガッツリするとは思っていなかったと、またまたビックリされたということでした。

──大変失礼ですが、ドクターに言われたことだけをする、ドクターに指示されたようにだけ機械を調整するというイメージがありましたが……。──

「かつては、そういう時代もあったのかもしれませんが、今は、ドクターとディスカッションしながら進めていますね。例えば、ドクターから『この人工呼吸器はどう活用したら、より良い効果が出るんだろうか？』と尋ねられるケースも多々あります。というのも、人工呼吸器は、作っている会社ごとで、それぞれ構造が違うし、センサー類とかも違います。ですから、それぞれの中身を説明して、この患者であればこういう設定をされてはどうですかと、ある種のコンサルタントをさせていただいています。そもそも、呼吸管理って、とっても難しいんですよ。人間本来の呼吸って、横隔膜が下がって、胸郭が広がり、その結果として胸腔内が大気圧に対して陰圧となるから、空気が肺に入るんです。これを〝陰圧呼吸〟と言います。しかし、人工呼吸器は、機械によって空気を肺の中に送り込む〝陽圧呼吸〟です。押し入れるので、寝ている患者さんの肺の上の方には空気が入っていっても、背中の方の肺は、上手く膨らまない。ですから、患者さんを起こしたり、腹ばいにさせたり、体位を変えたりする訳ですが、人工呼吸器を付けている期間が長いと、どうしても肺が潰れちゃう。これを〝無気肺〟と呼びますが、一回、肺って虚脱すると、なかなか膨らみにくくなって、さらに、そうした部分が固くなっていきます。ですから、ボクたちとしては、人工呼吸器の設定はもっと弱くてもいいんじゃないですか？　自発呼吸をもっと促すような設定に変えていきましょうとアドバイスをさせていただく訳です」

―なるほど！　人工呼吸器の担当でありながら、その人工呼吸器を少しでも早く外せるように導いていかれるのも、仕事の一つなんですね。しかし、下世話な話ですが、人工呼吸器って、一体いくらぐらいするんですか？―

「一台、六〇〇〇万円から一〇〇〇万円というところでしょうか。これが新生児用だと、もっと高くなりますね」

―子ども用の方が高いんですか？―

「センサーの感度が良くなければならないからです。人工呼吸器から送られる空気って、一回当たりその患者さんの体重×六㎖が適当といわれています。私なら、九十kgとして五四〇㎖ですよね。しかし、これが二〇〇〇gの赤ちゃんだったとしましょう。となると、一回十二㎖です。人工呼吸器から出る時に十二㎖だったとしても、空気はチューブを通って送られる訳ですから、そんな微量な空気だと、チューブの先まで届かない。そんな微妙な調整が出来る超高感度のセンサーと、実際に空気を送り込む超高性能なポンプが必要なため、新生児用の人工呼吸器は相当高くなるのです」

―さらに下世話な質問で申し訳ありませんが、もっと高い機械って、どんなものがあるんですか？―

「うちの病院にはダヴィンチがありますよ」

―ダヴィンチって、ドラマにも出てきた手術支援ロボットのことですよね？　三本のアームがあって、手術担当者は、3Dモニターを見ながら遠隔操作で装置を動かすと、その手の動きがコンピュータを通してロボットに伝わり、手術器具が連動して手術を行うという、あの最先端医療機器のことですよね？　あれが、ここにあるんですか？　ドラマの中だけのものじゃないんだ。ということは、あれもO先生方が管理されているんですか？―

「そうですよ。実際に使用する前のセットアップはボクらがしますよ」

―で、いくらぐらいしますか？―

「五億円ぐらいするかと」

―そんなに！　そんなダヴィンチを触る時って、どんな感じですか？　ドキドキされますか？―

「導入された最初はね。ドキドキじゃなく、ワクワクしましたね。とはいえ、手術室に持って来て、セットアップし、配線して、そして電源入れて、確認。だいたい三十分くらいの作業ですよ」

ドラマを思い出し、興奮する筆者を尻目に、日常の一コマのようにお話をされたO先生。ならばと思い、少し意地悪な質問を投げ掛けてみました。

―これまでのご経験の中で「ヤバイ」と思った瞬間はいつですか？―

「停電した時ですね。その日の朝、当直から連絡があって、急ぎ駆け付けてみると、どうやら電気系統の不具合で、うちの病院のみが停電していたんですよ。病院はこういう時は、即、自家発電が作動するので、院内には重油の匂いが漂っていました。〝即〟とはいえ、しばらくは、電気は全く止まった状態でした。実際、私が、集中治療室に入った時も真っ暗でした。私が担当しているのは機械なので、やはり電気が落ちるのが一番怖いですよね。重油の備蓄ですか？　それは、七日間分はあります。しかし、大地震のような未曽有の大災害の際に電源をどう確保するかが、今後の大きな課題ですよね」

確かに「電源の確保」というのは大きな課題ですが、それは、日本のあらゆる病院に共通する課題かと。そうではなく、O先生が個人的に「ヤバイ」と思った瞬間、いや、少し質問を変えて、O先生が、一番怒られた経験は何ですか？

「手術室に新しい機械が入って来た時のことでした。新しい機械とはいえ、更新された機械、モデルチェンジした程度の機械が入って来た、というか、帰って来た時のことです。同じメーカーのものだし、使い方も変わっていないだろうと思っていたんですが、そうじゃなかった。ボクの知らないことがあったんです」

―それは、どんな機械だったのですか？―

「血を洗う装置です。出血した血をそのまま捨てるのはもったいないじゃないですか。特に心臓の手術の際には、すごく血が出るので、それをいったん回収して、生理食塩水という身体に入ってもいい水で洗うのですよ」

―血を水で洗って、また、体内に戻す⁉　そんな機械があるんですね？―

「はい！　心臓手術ではよく使いますが、血の赤い部分だけを患者さんに戻す、というイメージでしょうか」

―その機械の扱いをしくじった？―

「機械が血を吸って、タンクがいっぱいになった。その時、ボクは、機械は自動的に止まると思っていたんですよ。前の機械もそうでしたし。しかし、今回更新された機械は、そうじゃなかった。止まらなかった。すると、血が逆流し始めたのです。ボクも、エッ？となって、ドクターからは『何やってるんだ』とものすごく怒られましたね。慌てて、タンクの中身を減らして、回路を変えて、正常に動くようにはしましたが、その時はパニックでしたね」

―では、反対に褒められたことはありますか？―

この質問に関しては、O先生は首を傾げ、記憶を探り出しているようでしたが、なかなかヒットされないようで、暫し沈黙が続きました。そこで、質問を変えてみることに。

―あまり、褒められないんですか？―

一拍置いて、O先生は答えました。

「まぁ、そんなもんかなぁと。機械が何事もなく動いて、患者さんの手術が無事終わって、集中治療室からも速やかに出ることが出来た。それが普通でないとね。そうでないとダメですもんね。ですから、ボクたちは裏方。完全なる裏方なんですよ」

実は集中治療室で、臨床工学技士の方は患者さんと会話するという機会は、ほとんどありません。それはそうでしょう。臨床工学技士の方々が関わる患者さんは、人工呼吸器や時に人工心肺などと繋がれている重篤な人たちばかりだからです。O先生は、苦笑いを浮かべながら、こう話しました。

「ボクたちを覚えている患者さんですか？　まず、おられないと思いますね」

——では、臨床工学技士の集中治療室でのやりがいって何ですか？——

「集中治療室のスタッフの皆さんが、そこにある機械に関して、全て理解されている訳ではありません。『まだよく分からない』と言うナースもドクターもおられる訳ですよ。そこでボクらが、機械の特性や活用方法を一つ一つ丁寧に説明させていただいて、皆さんにも『あぁ、そういうことか』と分かっていただいて『じゃあ、こういうのもやったほうがいいんじゃないかな』と言う声がスタッフそれぞれからあがってくるような一体感ある〝チーム〟が出来上がった時、ボクらはやりがいを感じます」

O先生の首には、ドクターやナース同様、PHSが掛けられています。先生たちのPHSは患者の急変時に鳴りますが、O先生のPHSは機械のトラブルの時に鳴ります。しかし、どちらも駆け足で現場に向かいます。緊急性は同じく高いのです。

けれど、こっそりO先生は、こんな話も聞かせてくれました。

「機械が動かないですと呼ばれて、現場に駆け付けてみたら、コンセントが抜けているだけだったり、配線が違っていただけだったりということはよくありますね。ナースの皆さん、あまり、こうしたことが得意じゃなさそうで。『変な音が鳴っています』と連絡があって駆け付けたら、バッテリーがなくなりそうです、という警告音だったこともよくありますよ」

O先生は大きな身体を揺すりながら、声をあげて笑われました。そして、最後にいたずらっ子のように、勤務中は肌身離さず持っておられるポーチの中身を見せて下さったのです。

「ナースの七つ道具と言えば、ボールペンにペンライト、ナースウォッチやハサミ、スケール、タイマー、そして印鑑というところでしょうか。しかし、ボクのポーチの中には、ドライバーにペンチ、カッターなどが常に入っています。やはり機械屋なんです。そうそう医療器具も入っていました。ペアンです」

―ペアンって、あのドラマの題材にもなった？　ハサミのようにも見えますが、血管をつまんで止血に使う医療器具ですよね。なぜ先生が、持っておられるんですか？―

「ネジが固い時などに、これでグッと固定をして、回すと、外れるんですよ。ペアンはよく使います」

O先生はニヤリと笑い、機械好き少年の顔に戻ったのでした。

患者が社会や家庭での役割を再び全うできるように。

ある理学療法士の場合

「動いていただける方には、どんどん動いていただこうというのが、ボクたちのスタンスです。確かに集中治療室では、患者さんは管理されている状態にあります。しかし、人間というものは、例えそれが薬や機械によるものであったとしても、ある程度のレンジで〝安静〟という状態にあれば、動いていただけるのです。血圧も薬で安定している。呼吸も酸素をしっかり投与している。容体は落ち着いているとなれば、患者さんは動けるのです。だから『テレビを見ましょうか』『ご飯を食べましょうか』『座りましょうか』『じゃあ、立つ練習もしましょうか』『歩く練習もしましょうか』と、自然な流れの中で、患者さんの〝活動性〟を維持していくことを積極的に働きかけていく。そのような動きが、近年広がってきています」

筆者が、この集中治療室の取材を始めた中で特に驚いたことの一つに、集中治療室の患者さんもリハビリを受けている、ということがあります。それも人工呼吸器を付けたまま歩く練習をされている姿は、オーバーではなく衝撃的でした。集中治療室の患者さんは皆、ベッドの上で、大人しく寝ている、寝かされているというイメージがあったからです。

そんな筆者の誤解を丁寧に解いて下さったのが、今回の「語り人」です。静かな語り口が特徴的なことから、仮に「静かな先生」を略して「S先生」とお呼びすることにしましょう。S先生は二十年近く理学療法士として病院で働き、集中治療室の数多くの患者さんとも向き合ってこられました。

ところで、この「理学療法士」とは？　公益社団法人・日本理学療法士協会のホームページでは、こう記載されています。

「一言でいうならば動作の専門家です。寝返る、起き上がる、立ち上がる、歩くなどの日常生活を行ううえで基本となる動作の改善を目指します。関節、可動域の拡大、筋力強化、麻痺の回復、痛みの軽減など運動機能に直接働きかける治療法から、動作練習、歩行練習などの能力向上を目指す治療法まで、動作改善に必要な技術を用いて、日常生活の自立を目指します」

なるほど。そういうことか。「理学療法士＝動作のスペシャリスト」なのですね。しかし、その「動作」と「集中治療室」との関係が今一つ理解出来ないというか、イメージがなかなか出来ません。そこでS先生は、再び静かな語り口で、丁寧に教えて下さいました。

「ICU・集中治療室を出てから、半年とか一年という長期で患者さんを見た場合、術後早くから動いている方が筋肉力とか行動力が保たれると言われています。入院期間中だけを見るとそんなに違いは感じられませんが、長い目で見ると、早いうちから動いている方が運動機能面から見ても良いと言われているのです。そういう検証が最近になって積み重なってきて、様々な現場で、色々な取り組みがされ始めています。ボクら理学療法士は、患者さんたちを動かしたいというスタンスでずっといたのですが、かつてのドクターや看護師さんたちはそうではありませんでした。しかし、最近はその意識が変わってきて、彼ら彼女らからも『どんどんお願いします！　どんどん動かしてあげて下さい』という感じになってきています」

しかし皆さん、想像出来ますか？　術後早くから身体を動かしたほうが良いとはいうものの、集中治療室の患者さんですよ。人工呼吸器を始め、身体には様々な管やホースが付いている患者さんも大勢おられるのです。そうした患者さんの身体を動かす、いわゆるリハビリをするという姿が、全く想像つきませんでした。だって、どう考えても痛そうで、それは何だか拷問に近いように思えたからです。

さて、今でこそベテラン理学療法士のS先生も、最初からそうした重症な患者さんのリハビリを行えたのでしょうか？　実はこのS先生、理学療法士を目指したのは二十歳を超えてからのことで、それまでは理工学部系の学部で機械の仕組みを学んでいたそうです。確かに、前項の臨床工学技士のO先生も「機械好き」でしたが、臨床工学技士は病院内で機械に向き合うことが多い仕事です。しかし、S先生はそうではありません。向き合うのは生身の患者さんです。何故、S先生は、学生時代に大きく進路の舵を切ったのか？　その当時、膝を怪我して全く動けないことを体験したため、というのもあったそうですが、そもそも、それまでの授業で最も興味を持った「制御工学」が最たる要因だったようです。それは、どういうことか？　S先生はこう説明してくれました。

「その授業で学んだ内容は『今ある機械は、ハードウェアとしてはほとんど完成している』ということでした。基本原理はみな分かっている。自動車が動く原理、飛行機が飛ぶ原理、みな分かっている。これからは、そうした機械たちをどう制御していくか、ということだったのですね。その制御系が一番発達しているものは何だと思いますか？」

そう聞かれても、筆者は、首を傾げるばかり。S先生は筆者の回答などを待たずにこう続けました。

「生き物ですよ。実際、当時は哺乳類とか脊椎動物の動きの制御系などを参考にして機械が発達していった時期だったので、動物の身体だとか、人間の身体の構造だとかを見たり調べたりする機会が結構ありました。そういった人間の運動機能だけを専門に見る職種も面白いかもしれないと思ったのが、こっちの道に進むキッカケでした」

さぁ、大きく人生の舵を切ったS先生。病院に就職し、まずは整形外科の患者さん相手にリハビリをするところからスタートしました。脳卒中で半身不随だったり、お腹を切るような外科手術をしたり、さらには循環器、呼吸器と生命維持の中枢に近い部分の手術をしたりした患者さんを相手に経験を積み、数年後にはいよいよ集中治療室・ＩＣＵの患者さんにまでリハビリを行うようになりました。

――最初は、怖くなかったですか？――

「ものすごく怖かったですよ。身体から〝何か〟出ている訳ですからね。単純な胃の切除であっても患者さんにはドレインが二、三本、そして、おしっこの管も付いています。それがさらに大きな手術になると、管の数は増え、患者さんによってはもの凄く太い管が挿入されて心臓に直接血液を送り込んでいるというケースもある訳です」

――そうした患者さんを初めて担当された際はどうでしたか？――

「最初ですか？　最初は、もう、ただただ眺めているだけですよね」

そう話すと、静かなS先生は少し笑われました。今の自分と比べて、あまりに出来なかった過去の自分を思い出し、恐縮されているようでした。そして、当時の様子をこう説明して下さいました。

「患者さんを診る場合、触るということが大事なんです。手で触れながら息遣いなどを診たりします。息一つするにしても、何処の力を使って息をしているのかを触って確認するのですが、最初のころはそれが出来ないのですよ。触れないのです。管だらけの患者さんの何処に手を置けばいいのかさえ、分かりませんでした」

―結局、どうされたのですか？―

「最初は、先輩に、手本を見せてもらうしか、仕方なかったですね」

このお話を伺ったころから「うん？」と思い始めました。集中治療室の患者さんが受けるリハビリって、立ったり、座ったり、歩いたりといった比較的〝大きな〟というか〝よく分かる〟リハビリだけではなさそうだと。S先生は、「まず触れることから」とおっしゃいました。すなわち、それがリハビリのスタートということなんでしょうか?

「患者さんは、リハビリが嫌だとおっしゃられる時があります。何か苦痛が伴っているからそうおっしゃるのですよね。そう言う方にこそ触れてみると分かるのですよ。肩がガチガチだったり、腰までがパンパンだったりとか。患者さんは確かに寝ているだけですが、同じ姿勢でずっと寝ていると、同じところばかり使うことになるので痛くなるのですね。でも、ご本人は、何が原因で、何処が痛いか分からない。しかし、そういう時こそ、こっちでしっかり動きを加えてあげると『あっ、痛みがとれた』となって、『じゃあ次のリハビリは自分で頑張ってみようか』と前向きになるのです」

――集中治療室でのリハビリは、我々が思っているイメージとは随分違う気がしてきました。――

「そうですね。集中治療室での最初のリハビリって、まず呼吸ですね。横隔膜を使って息をしてもらうというのを、多くの患者さんに手術前から指導しています。横隔膜の動きを確認できる部位があるので、そこに手をまず当てます。あるいは患者さんご自身にそこに手を当ててもらって、お腹を膨らませながら息を吸えますかと尋ねます。手術直後の患者さんには人工呼吸器が付いていますし、意識もうすぼんやりとされていますが、声を掛けて出来るかどうか尋ねるんですよ。そして、出来ると言う方にはしっかりやってもらう。二回か三回、続けてね。そうしてもらいながら、聴診器で肺の音を聞くとね、いい音が聞こえるんですよ。肺の広がる音が聞けたら、ああ大丈夫だと思います」

S先生は、本当に安堵の表情を浮かべながらそうお話されました。呼吸をしっかりしてもらうことこそが、リハビリの第一歩なのです。

「深呼吸になるとさらに大変。深呼吸をすると、身体ってどうなりますか？　そうです。伸びますよね。そして息を吐いたら、身体は縮みます。でも、そうした動きってベッドの上では全然出来ないんですよ。特にうちの病院のベッドは高機能ベッドでふかふかなので、横になるとズボっと沈んで屈曲位になるので深い息がしづらいんですね。ですから、腕を上げるような運動をしながら、背筋もグッと伸ばしてあげて、まずは体幹にしっかり動きを加えていきます。しかし、体幹だけというのは動かせないので、肩甲骨などと連動させながら、しっかりとした胸郭を作り、そして横隔膜の働きを引き出していくのです」

―リハビリのスタートって、本当に繊細なところから始まるのですね。患者さんが起きられるようになる、座れるようになる、歩けるようになる。いや、その前に車いすに座れるようになるというのもあるので道のりは実に長いのでしょうね。―

「毎日、毎日の積み重ねが必要不可欠です。本当に長期戦です。まず、ベッドの上で座る練習をする。毎日する。血圧が下がってふらふらしながらでも練習をして、ようやくベッドの上で座れるようになる。そしてまた毎日少しずつ努力をし、ある日、何とか車いすに移って、そこで座れるようになります。時間がかかるのです」

―患者さんの家族から『本人が辛そうだから止めて下さい』と言われる時はないのですか?―

この質問に対して少し間があった後、「ありますね」と小さな声で答えられました。

「それでもやらなければならない、という場合が多いのですが、ボクも、少し厳しいかなと思う時は確かにあります。頑張ってこれから先、明るい展望が開けるというのであればいいのですが、そうでもない場合もあるので。もちろん、どっちに傾くか分からない場合もあるので、ここ何日かを乗り越えたら回復するかな、でも、ひょっとしたら……、とボクらも迷いながらも進める場合はあります。本人もしんどい。家族も見ていて辛い。ボクらも正直、自信を持って前に進められるかどうか分からないと言う時は、止めましょうか、という判断をする場合もあります」

集中治療室は、やはり、生と死が隣り合わせなのです。

これは、集中治療室におられた患者さんではありませんでしたが、という前置きをされた後、S先生にとって忘れられないエピソードについて語って下さいました。それは、リハビリを中断した事例ではありません。リハビリは、全うされました。しかし、S先生にとっては実に大きな「葛藤」の産物だったのです。

「ボクから見ていて正直厳しいなと思っていた患者さんがいました。筆談で意思表示される方だったのですが、たどたどしい字で『夕日が観たい』と書かれたのですよ。そこで、ボクは、車いすに座れるようになったら観に行きましょうね、と答えていたのです。この方は既にベッドの上で座れるところまでは出来ていたので、後は、頑張って車いすに移れるようにしましょうと励ましていました。するとそれも出来るようになって……、その後の二、三日目ですかね。秋口だったと思いますが、夕日がねバァ〜という感じで輝いていたんですよ。では、観に行きましょうか、となりました」

―実際、その患者さんの容体はどうだったのですか？―

「う〜ん、少し厳しいかなとは思ったんですが、本人も行きたいと言っていましたし、ここ数日間、頑張ってもおられましたし。そこで、詰所の看護師さんに伝えて、一緒に付いて来てもらいました。人工呼吸器を引っ張ってもらってね。すると、病院の正面玄関まで出ていくと、ワァ〜という感じで夕日が本人の顔に当たるんですよ。もう何とも言えない表情になられて。『ありがとう』というような言葉はなかったんですが、本人の表情を見ていると、目を閉じて感無量であることは分かりましたね。ボクはボクで、連れてきて良かったとは思ったんですが、呼吸器は付いたままだし、体調も決して万全ではなかったし、ハラハラし通しでしたね」

―結局、その患者さんは？―

「はい。結局、その患者さんはその翌日あたりからガタガタと容体が悪化し、三日後には……、お亡くなりになりました」

―その時はどうお感じになられましたか？　あの時患者さんを動かしたせいかも、という自責の念は起きませんでしたか？―

「確かに、あの時、患者さんを動かした影響は少なからずあったかもしれません。しかし、その患者さんは日ごろ、何やかやと訴えてこられる方ではなかったのです。でも、今回に限っては珍しくペンを取って書かれた一言が『夕日を観たい』だったので、ボクもそれを叶えてあげたいと思ったのです。もちろん、その患者さんの病状と、急変時に起こり得ることもキッチリ考えて、バックアップの体制も取りながら、主治医の許可ももらって進めていったつもりです。決して独りよがりで、親切心だけで行った訳ではありません。そうなるともう、医療行為でも何でもなくなるので」

―しかし、その時の『車いすに乗れるように練習しましょう』というのは、回復のためのリハビリではなかった訳ですよね。それを、そこまでやる必要はあるだろうかという葛藤はなかったのですか？――

「葛藤はありました。というのも、その時までは、どのように生活していただくか、どのように快適に便利に元通りの生活を取り戻していただくかということこそが、リハビリテーションの目指すところだと思っていたからです」

――その時までは、そう思っていた？　その後は変わったということですか？――

「そうです。どう生きるかも大事ですが、その患者さんと向き合うことを通して、どのように生きたか、最後にどのように死ねるかという考え方もあるのでは、と考えるようになりました。今回のケースでは、最後の最後にご本人の願いを成し遂げてもらって、お亡くなりになることが出来ました。そんな風に、どのように死ぬかというところにも、ボクらは目を向けていかなければならないと思うようになりました。元気になって元の生活を取り戻しましょうと、軽々しくそんなことばかり言ってはいられないと。確かに、患者さんに、どのように死にたいですかとは聞けないけれど、患者さんの訴えの中には、何気ないように見えても、覚悟を決めた訴えもあるのかなと思うようになりました」

〝覚悟を決めた訴えもある〟。集中治療室も担当する理学療法士ゆえの重い言葉です。そんなS先生に改めて、集中治療室での理学療法士のお仕事とは？という質問をしました。S先生は、さっきよりもさらに長く間をとって「難しいな」と呟いた後、「リハビリって、幅が広いので」と注釈を付けながらも、こう説明して下さいました。

「人間として生活するための、最も基本的な動作能力を、もう一回身に付けてもらうことに関与する職業、ですかね」

実は、理学療法士にだけ、集中治療室の他のスタッフと大きく違うポイントがあります。集中治療室のドクターやナースが患者に関わるのは、原則、集中治療室にいる時だけ。より早く、より元気に集中治療室から出てもらうことに腐心します。しかし、理学療法士は違うのです。

「ボクたちは、手術前から患者さんの退院後のことを考え、そのために術後はどういう能力が失われるかをしっかり確認し、今どれだけのことをやっておくかということを決めていきます。そして、手術後にはクタクタになって戻って来られるので、そのタイミングから今度は家に帰るまでにどういった能力を再獲得してもらうかを考えるのです。それらについて一人の担当者が一貫して関われるのは、ボクたち、理学療法士だけ。他のドクターやナースとは大きく違うところですよね。ただ家に帰ってもらうだけでなく、怪我や病気をする以前に担っていた社会的役割や家庭内での役割を再び全うできるように、短期間でその能力をどう身に付けていってもらうかを、ずっと考えることが出来るのですよ」

―集中治療室のドクターやナースは、集中治療室にいた患者さんは自分たちのことを覚えてくれていないとおっしゃるのですが。―

「いやいや、ボクたちのことは当然、覚えていて下さいますね。それだけに下手なことは出来ませんが」

最後にS先生にこんな質問をしました。

―ドクターやナースと比べて、理学療法士はしっかりと覚えてもらっている。そこに、優越感は感じますか?―

S先生は今回は間髪入れずに

「はい！　ちょっと、あります」

そう言って、これまた静かに、素敵な笑顔を

見せて下さったのでした。

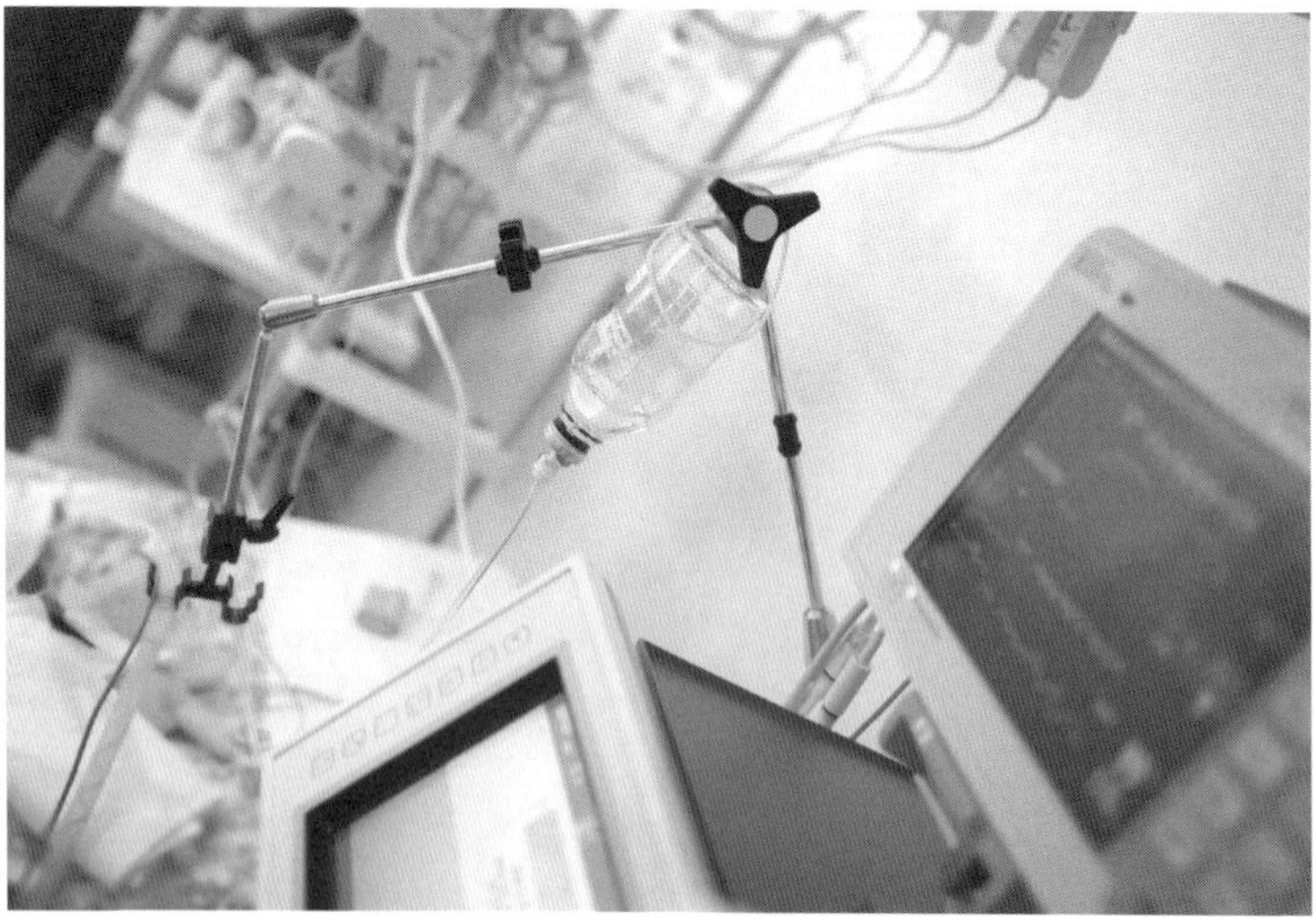

集中治療室とは、安心出来る場所。

ある患者家族の場合

「生後まだ二ヶ月でしたが、次男は手術室に運ばれていきました。ちょうどお昼ごろだったかと。『手術は五、六時間かかるので、ご家族の方はこちらでお待ち下さい』と、家族室に案内されました。夫と、四歳になる長男と、その日は、私の両親も来てくれていましたね。そこで、さらに『患者さんが安定された状態になられてから、ご家族さんをお呼びいたします。その際は、集中治療室にてお会いいただきます』と、言われたのです」

そうお話されるのは、お二人のお子さんのお母さん。彼女が、今回の「語り人」です。ここでは、ちなみに「W子」さんとお呼びすることにしましょう。何故「W」なのかは、改めてご説明するとして、彼女のお話の続きを、まずはお聞きください。

「そこで、みんなと話をしたり、長男を散歩に連れ出したり、何となく落ち着かない時間を過ごしていたのですが、まだ少し先かなと思っていたその矢先に、部屋の電話が鳴ったのです。予定時間の一時間前くらいかな。えっ何の電話?って。良い電話なの?悪い電話なの?って。出てみると、先生が疲れた声で『手術室の前に来て下さい』と言うのです。

もう何かが起こったのだと。エレベーターで手術室のあるフロアーまで上がって、エレベーターの扉が開くと、先生たちが全員揃って並んではおられるのですが、皆さん、もう、うなだれている感じで。再び、えっと思って、先生！と声を掛けると、先生たちもようやく私たちに気が付いて『あっ、お母さん！』と。そして『手術は、大成功ですよ』と。もう、本当にビックリしました。さらに先生は続けて『お子さんは、既に集中治療室の方に運ばれていますから、さぁ、我々も今から行きましょう』と言われたのです」

そうです。今回の語り人は、集中治療室で治療を受けたことのある「患者さんの家族」という訳です。

さぁ、W子さんは、この後、初めて集中治療室の扉をくぐることになるのですが、集中治療室といっても、患者である彼女の次男は生後二ヶ月。成人用の集中治療室ではなく、小児用の集中治療室・N‐ICUでした。

—それまで、小児用の集中治療室に行かれたことはありましたか？—

「ない！　ない！　ない！　ない！　初めてですよ」

W子さんは、こんな風に言葉を〝重ねて〟話す癖があります。それが、物語にスピード感を与え、話に彩を与えます。それだけに、内容的には辛い話題でも、何故だか明るく聞けるという不思議な雰囲気を醸し出してくれる方でした。

—どんな印象でしたか？—

「綺麗でね。ドアもしっかりしているし。そこに保育器がズラリと並べられているという感じかな。うちの次男もそこに入れられていた訳ですが、スヤスヤ寝ていましたね。だけど数えられないような管が、もう、あっちにもこっちにも付いていましたし、横では、機械からピー、ピー、ピーと心臓の動きに合わせて音が鳴っていました。でもね、N-ICUにおられるスタッフの方が皆さん笑顔で、丁寧に説明して下さるので、不安というのは全くなかったですね」

そう明るく話すW子さんですが、実はW子さんの次男には、生まれた時点で異常が見つかっていたのです。病名は「先天性仙尾部奇形腫」という何とも長い名前の病気。お尻の尾てい骨のあたりに、本来はない腫瘍ができるというものです。時にその腫瘍は悪性化することもあるので、楽観視出来るものではありません。発生頻度は新生児三万五〇〇〇人から四万人に一人と言われていて、年間僅か二十～三十例しかないという稀な疾患です。しかし、手術でその部分をしっかり摘出すれば、その後はさほど心配することはありません。W子さんの次男の場合もそうでした。「取ったら、それで終わり」のはずでした。いや、実際その通りで、最初のこの集中治療室も、彼女の言葉を借りれば記憶にないほど僅かな日数で退室できたのですが、この家族には「次」がありました。出産後十ヶ月目の定期健診で、また別の場所に異常が見つかったのです。

「問診の最中に、先生が次男のお腹を触り、『何か気になる』とおっしゃったのです。『何となくお腹が大きいような』と。そこで改めて大きな病院に行って調べてみると、確かに血液中の血小板の値が正常値を下回る十万ぐらいしかありませんでした。しかし、その他は異常がなくて。何故かな、何故かなって。分からない、分からないって。そこで肝臓のMRIを撮ったら、表面がポコポコしていたので『カロリ病』かな?と言われたのです。でも、他に異常は見られないものだから、確定は出来なくて、暫く様子を見てみようとなったのです。原因がハッキリしない、このころが一番辛かったですね」

「カロリ病」とは、正式には「先天性多発肝内胆管拡張症」と呼ばれる肝臓の病気です。しかし、当時、次男君はいたって元気で、黄疸も出ていませんでした。そのため経過観察ということになりました。しかし、血小板の値は、僅かずつではありましたが確実に減っていき、さらに肝硬変と同じように肝臓が次第に硬化していったのです。そこで、病院側と相談を重ねて出た結論が「生体間肝移植も視野に入れる」ということでした。

確かに、この時点では緊急性はありませんでしたが、状態が本当に悪くなった時点で手術をするよりも、まだ、小学校にも行っていない幼い間にする方が良いと話は進んでいったのです。

そして、いよいよ、となったのが、二〇一五年の夏のこと。次男君も既に四歳になっていました。

「まず、最初に考えなければならなかったのが、夫の肝臓をあげるのか、私の肝臓をあげるのかということでした。夫は言いました。『君がいないと長男が可哀そうだ』と。確かに長男も、当時はまだ小学二年生。しかし、一方で、私の両親もまだ七十歳代で若く、家事は助けてもらえるし、長男のフォローもしてもらえる。今なら、私がいなくても大丈夫だと思いましたし、夫にはやはり会社のことがあります。どれだけ長期間休まざるを得ないか分からない。そもそも、万一の場合もあり得る訳ですから、私が行くことになりました。実際、検査を受けると問題がなかったので、私の肝臓の三分の一を次男に移植することになったのです」

そうか。生体肝移植の場合は、提供する側にも相当なリスクがある訳ですね。

さて、手術は親子同時に行われます。手術の前日、W子さんは一般病棟で一晩を過ごし、朝になって、次男君がいる小児病棟に向かいます。そこから、W子さんの夫や両親、そして長男君も交えて家族全員で手術室へと向かうのでした。


「次男は、手術する、ということは分かっていましたが、それがどれだけ大きな手術かは分かっていなかったと思いますよ。でも、幸いというか、彼は生まれてから何度も病院のお世話になっているので、病院慣れしているのですよね。看護師さんにも良くしてもらっていたので、病院は楽しい場所というイメージがあるようです。ありがたいことに、ね。ですから、手術室に向かう際も、お兄ちゃんと途中ピースをしながら写真を撮ったり、もうノリノリで闊歩していましたね。そして、ある程度のところまで到着すると、家族はそこまで。なので、次男は家族にバイバイをして、あとは、私と、それと特別に許可された夫と三人で手術室の前まで一緒に行きました。私は、右に。次男は夫に付き添われて左の手術室に。そこで、次男は私に『イェ～イ』と言って、ハイタッチしてから手術室に入って行ったのです。それを見て、私、思わず泣いちゃいました。看護師さんに『大丈夫？』と聞かれたのですが、それは決して手術が怖いのじゃなく、次男がノリノリで手術室に入ってくれたことにホッとしたというか、何だか嬉しかったのです」

さて、手術は朝の九時から始まって、W子さんが手術室から戻ってきたのは夕方の六時ごろでした。しかし、彼女が運ばれてきたのは集中治療室ではなく、一般病棟。そこで、周囲の声で目が覚めたと言います。

「目を覚ますと、母がね『戻ってきたんだよ』と、まず声を掛けてくれて。次男は？って聞いたら『順調に進んいでるみたいだよ』と。あぁ、そうなのだという感じですよね。家族皆の顔をとりあえず見て、私はまた、そのまま寝てしまいました」

一方、次男君の手術は夜十一時までかかったそうです。それはそうでしょう。自らの肝臓は全て摘出して、その後、お母さんの肝臓の一部を切り取ったものを新たに体内に組み入れるという大手術だったのですから。

次男君はもちろん一般病棟ではなく、手術が終わると、即、集中治療室へと運ばれました。

そうなのです。次男君は、○歳児の時には新生児用の集中治療室を経験し、さらに四歳の時には、今度は大人も入る一般の集中治療室へと運ばれたのです。彼は、新生児用の集中治療室のことは全く覚えていないでしょうが、お母さんにとっては、ついこの間のことに違いありません。野球で言えば、まさにダブルヘッダー状態。今回は二試合目で、W子さんは攻守に大活躍といった感じです。そこで、彼女の仮名を「W子さん」にしたという訳です。

―次男君が運ばれた集中治療室に、W子さんが初めて入ったのは、いつですか？―

「手術の翌日です。私は車いすに乗って、集中治療室に行きました」

―車いすなのですね。その時のお気持ちはどうでしたか？―

「ドキドキしました。もちろん、元気なのは母から聞いて知っていたのですけど、ドキドキでした」

―さぁ、車いすで、集中治療室に入りました。どんな感じでしたか？―

「すぐに、看護師さんが『あぁ、お母さん！　こっちですよ』と明るく案内してくれたのです。次男はその時は寝ていましたが、昨日からの様子を克明に説明してくれました。例えば『男の先生のことが好きみたいですね。男の先生には、よく喋って、幼稚園のことなんかを話していましたよ』って。私が、彼はもう喋れるのですか？と聞くと、『はい、ちゃんと喋っていましたよ。今は状態も落ち着いていますよ』と丁寧に説明をして下さいました」

―でも、まだ次男君の体には、いたるところに管が繋がれているのですよね？―

「付いてる、付いてる。もう、いっぱい付いてる」

W子さんは、何だか少し楽しそうに話します。

「でもね、管が付いていて可愛そう、とは私は思わなかったですね」

―全身管だらけなのに？―

「そうです。反対に、これで安心だと思いましたね。心臓の音は、これで確認している。血液はこう。おしっこはこう。呼吸はこう、って全てをコントロールしてくれている。全てを見ていてくれているという安心感がありました。ここにいたら、何が起きても大丈夫。何が起きても〝想定内〟なのだという気がしましたね」

――次男君は集中治療室では、落ち着いていたのですか？――

「落ち着いていましたよ。でもね。肝臓移植をした時には、手術をしたほうを下にしておかなければならないそうで、寝返りが打てないのです。ですから、次男は、ベッドに縛り付けられていました」

――手足が縛られていたのですか？――

「そうです。キッチリとね。看護師さんからは『お母さん、ごめんね』と言われました。でも、私は『いいです、いいです。それで折角の手術がダメになっちゃうのなら、そんなことは気にしないです』と言いました」

——しかし、当の本人は？　『嫌だ』とは言わなかったのですか？——

「この子は、本当に嫌がりませんでしたね、何にも。私を呼ぶこともなかったし、寂しいとも言いませんでした。手術が終わって集中治療室に運ばれた際には、私は流石に立ち会えなかったので、母が代わってていてくれたのですが、彼が目を開けた時の第一声が『バァバ』だったそうです。『ママ』でも『お母さん』でもなく『バァバ』。母は驚いていましたね。『この子は、母であるお前が、今はそばにいてやれないことをよく分かっている』とね。確かに、病院慣れしている側面はあったのでしょうが、小っちゃいながらも、自分で色々と考えてくれていたのでしょうね。決して、泣いて困らせるようなことはありませんでした」

——次男君は、何日集中治療室にいたのですか？——

「四日間ですね」

あれだけ大きな手術をしたにも関わらず、四日間で集中治療室から退室し、一般病棟へと移っていったのです。もちろん、容体が安定していた、というのが一番大きい理由かとは思います。しかし、ここに、日本の多くの病院が抱える集中治療室の問題点があるのです。

W子さんは、こう続けました。

「集中治療室がいっぱいになって。そうですね、ちょっと〝押し出された〟という感じはありましたね。いや、ありがたいのですよ。それだけ次男の容体が他の方より安定している、ということですからね」

―管は随分取れていたのですか？―

「なくなってはいませんでしたね。まだ、かなり付いていましたね。集中治療室の看護師さんは『大丈夫ですよ。この後も私たちがしっかりサポートしますから』とは言ってくれていましたけれど、母は不安がっていましたね。『出来ればもうちょっといたい』『せめて管が取れるまでいたい』とね」

これが患者側の本音かと思います。しかし、集中治療室のベッド数が足りない。そもそも集中治療室の絶対数が足りない。また、集中治療の専門医も足りないのです。これが、残念ながら、我が国の集中治療医療の現状なのです。

さて、当の本人はこれらのことを覚えているのでしょうか？　手術から既に三年が経ち、今では、ほぼ普通に生活しているという次男君。確かに、まだ炎症はゼロではないということですが、W子さんの言葉を借りれば「順調といえば順調」とのことで、元気に小学校に通っているそうです。

「ちょこちょこっとは、覚えているみたいですね。『あのころは大変だったなぁ』と大人びたことを言う時もありますし。でも、まぁ、当時の写真とかを見て言っているのかもしれませんけど」

―集中治療室の中の写真もあるのですか？―

「写真だけじゃなく、ビデオもあります。それは、私と夫とが揃って集中治療室に入った時に、先生からね『お母さん！　ビデオとか撮っていいよ』と言われたのです。ですから、次男がスヤスヤ眠っている横で、モニターがピコピコ鳴っているという映像はあります。記録として残したほうがいいのか、それとも残さないほうがいいのか、まだよく分からないのですが、本人が見たいと言った時には、こうやって頑張って来たんだよと、見せてもいいかなぁ、と思いますね。でもね、長男がね、今になって言ってきました」

――当の次男君ではなく、お兄ちゃんが、ですか？――

「『俺は怒ってるんだ』って」

――どうしたのですか？――

「次男の手術が終わり集中治療室に運ばれた時のことです。それも夜中の十一時過ぎ。私は一般病棟で寝ていました。一方、家族は揃って、集中治療室に運ばれた次男の顔を見に行ってくれました。でもね、十三歳未満は集中治療室には入れないんですよ。母の話では、多分、その時、長男に向かって、『ちょっとだけここで待っていてね、と言ったと思う』とのこと。『必死であまり覚えていなくて、長男のことを思うと申し訳なかった』と、言っていました」

――集中治療室には年齢制限があるのですね。そのため、長男君は中に入れなかった訳ですね。

では、その時の様子を、長男君はどう語っているのですか？――

「『俺は、集中治療室の外の暗い廊下で、一人で待たされていたんだ』『怖かったんだぞ』って、言っていましたね。多分、母は看護師さんから『今なら入れますよ』『顔だけなら見ることが出来ますよ』、ただし『五分だけ』『全員で一度に』などと言われたのでしょうね。長男には、すぐ戻るから少し待っていてと。でも、あの子の年齢で、夜中の十一時に、灯の消えた廊下で、ただ一人となれば、五分は長かったのでしょう。でも、彼の中でも弟が大変だったというのは、よく分かってくれていると思いますけどね」

弟が二度も集中治療室に入らざるを得ない事態は、兄にとっても辛い状況であったことは間違いないでしょう。しかし、その反面、他では経験できない成長の機会を与えられたことも間違いないでしょう。

さて、最後にお子さんが二度も集中治療室に入らざるを得なかったという経験を持つW子さんに、〝あなたにとって集中治療室とはどんな場所か？〟を伺いました。

「私、かつて友人を亡くした経験があるのです。その時、集中治療室に来なさいと言われて。

そこには、言外に『もう最期だから会いに来て』という意味が込められていたかと。だから、以前は、集中治療室というのは、患者さんが生死をさ迷っている場所と言うか、どちらかと言うと、〝命が危ない〟場所なのかなという印象がありました。さらに、これはテレビドラマの見過ぎかもしれませんが、先生方も、そんな中では笑顔を見せてはいけないという緊迫の場面ばかり想像していましたね。怖いイメージでした。しかし、実際に経験をしてみると、そこは安心出来る場所、また元気になって必ず出て来る場所、反対にそこに入ったら、もう大丈夫という印象に変わりましたね」

―しかし、あの集中治療室で鳴る様々な警告音は、どう感じられますか？　嫌ではなかったですか？―

「確かに最初は、うちの子じゃなくて周囲でピコピコ鳴るだけでも、先生、来ないの？　先生、来て！　鳴っています、鳴っていますという感じでしたけど、流石に慣れてきますよね。先生たちも、どっしり構えて下さっているし。変な話、あのピッピッピッが心地良くもなってくるのです。あれは心臓の鼓動ですからね。だから、安全の音にも聞こえてきます。さらに言うと、警告音が鳴るから安心な訳じゃないですか。私は、そう思えるようになってきましたね」

―では、最後に、もう一度改めて、集中治療室って、どんな場所ですか？―

W子さんは、間髪入れず答えました。

「そこは決して怖い場所じゃなく、安心・安全の場所だと思います」

また少し、集中治療室のイメージが変わったように思いませんか？

生き延びるだけで、精一杯。

ある患者の場合

「マジシャンに成ると決めて、関西から東京に出ては来たのですが、伝手もないし、土地勘も全くない。ですから、まず家賃の安いところを探して、最初は一ヶ月の家賃が四万円ぐらいのアパートから生活を始めました。そもそも、どうしたらマジシャンに成れるのかも分かりませんでした。とりあえず、駅前でマジックショーします、といったビラを配るところから始めて、その四万円の部屋には六年ぐらい暮らしていたのですが、何とか生計が立つようになってきたのです。しかし、このままではダメだと。芸人なので、挑戦もしなければならないと思って、家賃が倍の八万円のところに引っ越したのです。それでも、何とかなるだろうと思って。そう思うと、実際に何とかなるものなのです。その二年後に、家賃を二倍に上げて十六万円のところに再度引っ越したのです。それでも、やっていったら、何とかなるものです。四年後にはまだ落ち着いたらダメだ、さらに倍だと思って、家賃三十二万円のところに引っ越して、こうやって次から次にプレッシャーをかけていって、今、ようやく落ち着いたというか、今がある、という感じですね。マジシャンバーを、五年前に銀座にオープンしました。お陰様で順調で、ちょうど先月、もう一店舗オープンしたところです。もちろん銀座にね」

何とも豪勢な話題からスタートしましたが、そう話をして下さったのが、今回の「語り人」

です。「日本チャンピオン」の称号も持たれ、メディアへの出演も数知れず、マジシャンとしては本当に超有名な人物ではありますが、語られる内容は、マジシャンになられる前のことですので、一応今回も仮名扱いにさせていただきました。元気なマジシャンと言う意味を込めて「Gさん」と、ここではお呼びすることにします。現在三十七歳。少し早口、かつ精力的にお話をされ、〝元気〟という言葉がピッタリの好青年です。しかし……。

「ボク、頭蓋骨陥没骨折で、頭蓋骨が陥没しているのです。今も凹んだままです」

―今も凹んだままですか？―

「そうです。治すには頭蓋骨を切開して、内側から押さないといけないそうです。その手術をしようとしたら、相当大掛かりになるそうです。それだけに危険もある。しかし、このままでも差し支えはないと言われたので、そのままなのです」

―触れば分かりますか？―

「いや、あんまり分からないというか、その辺を触るのは、やっぱり怖いので。でも、美容院に行って、シャンプーをしてくれた後、よく『マッサージしましょうか？』と言われるけれど、ボクは、マッサージは抜きで、と言います。万が一、その凹んでいるところをグッと押されたら、怖いじゃないですか」

そう言って、Gさんは爽やかに微笑まれました。いやいや、ここは爽やかに微笑むところではないように思えます。想像するだけでも怖いし、痛い。しかし、何故、そんな頭蓋骨が陥没するような事態になったのか。

それはGさんがまだ高校生だった十八歳の時にまで遡ります。

「高校三年生の始業式のことでした。友達と遊んでいたのです。地面に突き刺さっている木の棒に、ボールを投げて当てるという単純な遊びでした。でも、春休みが明けて、久しぶりに友達と遊べるので、嬉しくてね。棒に当たればボールは返ってきますが、外れるとボールを取りに行かねばなりません。だからといって、遅い球を投げて慎重に当てに行くなんてことはせずに、ボクらは全力で投げた。だから、なかなか当たらないのですよ。毎回、遠く外れたボールを取りに行く。何度かそうしたことを繰り返した後、ボクが投げたボールはそれこそ大きく外れて、塀を越えて行ったのです。慌てて、取りに行ってくる、と友達に一声掛けて、ボールを追いかけて、ダーッとダッシュして、塀をひょいと飛び越えたのですが……、そこには、何もなかったのです」

―どういうことですか？―

「ボクらがいた場所は、一段高くなっていて横には別の校舎があったのですが、その校舎の屋根は、そこから随分下で、しかもガラス張り。ボクは塀を越えた後、文字通り何もない空間へ落下して、そのガラス張りの屋根も突き抜けて、その校舎のフロアに叩きつけられたのです。友達も、ボールを追いかけていたのでボクの後を付いて走ってきたのですが、塀を越えたボクが、マジックみたいに消えたように見えたらしいです。ボクはまだその時はマジシャンじゃなかったのにね。そして、ガチャンというガラスの割れる大きな音がして、友達が上から下を覗いてみると、ボクが血を流しながら痙攣していたそうです」

Gさんが語ると深刻な事態も、何か映画の一場面のように聞こえるから不思議です。根っからのエンターテイナーなのでしょう。しかし、彼の記憶はここで途切れます。

Gさんは救急車で運ばれ、病院へ。次に目を開けたのは、手術も終わり、集中治療室に運ばれてからのことでした。

「いきなり、両サイドから、お父さんとお母さんがフワフワの帽子のようなものを被って顔を出して、ボクを見ているのです。さらに、その横には、ピッピッと音を出しながら心臓の鼓動を示すグラフが見える。そこで、ボクは両親に、何しているの?と聞いたのです。すると『入院してるんだよ』って。そして、カルテのような資料を見せてくれて、そこには〝頭蓋骨陥没骨折〟〝脳挫傷〟〝全身打撲〟と、書いてあったのです。そして、その日付が四月十日とある。始業式は四月八日でした。ボクの記憶では、今日は四月八日のはずなのに、もう十日になっていたのです。そんなボクの横で、お父さんとお母さんは『目覚めた！　目覚めた！』と小躍りしている。そして、先生が来たのです。後から聞いたことですが、あともう一日、目覚めるのが遅かったら意識はもう戻ることはないと、先生は言っていたそうです」

これが、Gさんの集中治療室で最初に見た光景でした。そうです。今回は集中治療室のドクターやナースなどの医療スタッフではなく、集中治療室で実際に治療を受けた患者側からのお話です。

――その時、Gさんは、どんな気持ち、というか、どんな反応をされたのでしょうか？――

「今、ボクは何故、ここにいるの？って、両親に聞きました。すると『入院しているんだよ』って。ボクは重ねて、何故入院しているの？と聞きました。ボクは、結局、塀を飛び越えた後の記憶がない。いや、塀を飛び越えたことも実は記憶にはありません。ですから、自分がそんな大怪我をしたなんて、その時点では全く思っていないのです」

――頭を打って、記憶がなくなった訳ではなく、その前からの記憶がないのですね。だから、自分が大怪我をしていることも分からないということですか？――

「そうです。地面に叩きつけられて記憶がなくなるのであれば、落ちている瞬間、あるいは、叩きつけられる直前の瞬間の記憶はあってもおかしくないのに、それもない。これも、後から先生に聞いたことですが、人間って、『あっ！　これで自分は死ぬ』と思った瞬間、脳はその機能を遮断する、シャットダウンするそうです。ですから、ボクは、その記憶が全くないのです」

人間の身体というのは、何とも不思議です。しかし、この記憶のなさが、彼を奇妙な行動に駆り立てることになります。両親と校長先生以外との面接は、全て拒絶することになるのです。誰とも会いたくない。どうしてなのか？　それは、恐怖心からでした。

「こうした記憶喪失になった人にしか、いや、本当に、ボクのような立場にならないと分からないかと思いますが、ボクを、殺そうと思っている奴がいるに違いないと思ったのです」

――何とも現実味がないというか、突拍子もないというか、唐突な発想ではありませんか？――

「いえいえ、ボクは真剣です。ボクが今、ここで、こうしているのは、ボクを殺そうとした人物がいて、ボクを突き落としたに違いない、とね。それが、ボクは生きていて、こうして記憶を取り戻そうとしている。となると、犯人は『やばい！』と思うでしょ。『顔を見られたかもしれない』『よし！　とどめをさしに行こう』と思うに違いないと。本気で当時、ボクはそう思いました。だって、記憶が一切ないのですから。一人でベッドの上にいるとそういう考え方になるのです。誰かがボクを殺そうとしたけど、ボクは死ななかった。だから、ボクが犯人の名前を明かす前に、殺しに来るだろうと、そんな結論になるのですよ。ですから、面会謝絶。誰にも会いたくない日々が続いたのです。結局、どうしてこんな事態になったかを聞けるようになったのは、完治してからのことでしたね。確かに、ボール当ての遊びをしていたところまでは思い出せましたが、塀を越えたところは、思い出せませんね、今も」

――結局、何日入院することになったのですか？――

「十日後ぐらいには退院しました」

――僅か、十日？　重傷でしたよね？――

「側頭部を強打したのですが、後頭部だったら死んでいたと言われました。いや、死ななかったにせよ半身不随の可能性も十分あったと思います。しかし、後遺症は一切ありません。また、ガラスを突き破っているので、制服はボロボロだったそうですが、頭蓋骨以外は骨折もないし、大きな外傷もありませんでした。だから、手術が終わって集中治療室で意識が戻った後も、痛くも痒くもないし、本当に手術など受けたの？という感じ。手術は〝勝手に〟終わった、という感じです。何より若かったので、驚異の回復力だったのでしょうね。一ヶ月後の高校主催の受験合宿にも参加しましたよ。そのころになれば、見た目も全く変わらなくて。だから、他のクラスの担任の先生などは、ボクが大怪我をしたことなど見ただけでは分からないので、『頑張ってるか⁉』と、頭をポンポンと叩くものだから、友達が慌てて先生を制していましたね」

やはりGさんの話は深刻なはずなのに面白い。こちらも、ついつい笑いながら聞いてしまいます。

しかし、もう少し集中治療室のことを患者目線で聞きたいのですが、なかなか記憶の糸が繋がりません。

―集中治療室のドクターやナースのことは覚えていますか?―

「先生と何か喋ったことは覚えていますが、どんな先生だったか、全然覚えていませんね。看護師さんも世話をして下さったのは何となく覚えているのですが。一般病棟に移ってからの記憶はまだ明瞭ですが、集中治療室での記憶は曖昧ですね」

集中治療室のドクターやナースが「患者は全然覚えていない」と言っていたのは、まさにその通りだったのです。しかし、それに対して、両親のことは流石に記憶の回路にシッカリと刻まれていたのでした。

「集中治療室で目覚めて、最初に見たのはフワフワの帽子を被った両親だったというお話は先ほどしましたが、本当に嬉しそうな顔をしていたと思います。『おぉ、目が開いたぞ！　先生、呼んで来い！』という感じでしたね。しかし、改めて考えてみると、ボクは入院してから二日間意識がなかった。いつ目覚めるかも分からない状況の中で、目を開けるとそこにお父さんとお母さんがいたということは、二人とも、ずっとボクのそばにいたのでしょうね。そうでないと、そんなにタイミング良く、ボクの顔を覗き込めるはずがない。いつ起きるか分からない、それこそ、目が覚めないかもしれないのに、両親はずっとボクの顔を覗き込んでいてくれたのです」

――多分、その後、直ぐにドクターが来たと思いますが、やはり、その記憶はないですか？――

「全くないですね。お父さんかお母さんが先生を呼びに行った記憶はあるのですけどね。しかしね、これ、最初に目を開けて見た人物が両親だったから良かったと思いますよ。目を開けた時、知らない場所で、記憶のないボクがいて、マスクをして手袋をしているような知らない先生がいたら、それは怖いですよ、きっと」

聞けば聞くほど、集中治療室の先生方が少し可哀そうになります。けれども、やはり、「親」が一番。親には敵わないのは致し方ないかと。特に母は、強いのです。

「ボクが意識を回復しない間、お父さんは、終始ビビっていたそうですが、お母さんは強かったそうです。先生方にも『息子は必ず復活します』、さらに周囲にも『大丈夫！　大丈夫！』と言い続けたそうです。また、ボクが着ていた制服はボロボロになっていたので、退院後即着られるようにと、新しい制服をすぐ買いに行っていたとも聞きました。ボクが目覚める前にですよ。でもね、両親はほとんど当時のことを喋らないですね。ボクに気を遣っているのかなぁ。いや、両親にしても思い出したくないのでしょうね。子どもが死にかけていた時のことなんか」

流石に元気溢れるGさんも、このお話の時だけは少し声のトーンを落として喋られました。

そして、こう続けられました。

「その後、両親は多分、ボクが生きているだけで、嬉しいとか、ありがたいと考えてくれていると思います。ですから、ボクがサラリーマンを辞めて、マジシャンに成ると言った時も反対など一切せず『本当にやりたいことが見つかって良かったね』『全力で行け』と全面的に応援してくれました。あの時があってこそ、今があるのだと思いますね」

さぁ、僅か十日で退院出来たと言う驚異の回復力を誇ったGさんですが、唯一、困ったことがありました。

「二十四時間ぶっ通しで寝たことってありますか？　ボクの場合は四十八時間。それも、トイレにも行かず、ずっと同じような姿勢で寝ていたらどうなると思います？」

Gさんは、そう筆者に質問をしておきながら、筆者の回答など一切待たずに、話を続けます。

「足が固まっちゃうのです。足首が、アキレス腱が固まって、全然動かなくなるのです。手や腕は動いたのですが、足首が固まっちゃった。〝死後硬直〟とはこういう感じかと、生きていながらも思いましたね。そうなると、歩けないどころでなく、まず立てないんです。流石にこれには参りました。リハビリ生活を僅かだけですが、経験しました。その後は、驚異の回復力を発揮するのですが」

時々、覗くGさんの〝負けん気〟が、話をさらに面白くしてくれます。

さて、そんなGさんに、こうした集中治療室に入らざるを得なかった体験を総括してもらい、さらに、今後の展望に関して伺いました。

「ボクは、こうした経験をマイナスに捉えたことは一回もありません。これがなかったら、今の自分もなかったかもしれません。神様が、ちょっとだけ傷は残ったけど、痛くも痒くもない方法で、将来明るくなる道を与えてくれたような気がしますね。その神様が、何故、ボクを生かしてくれたかというと、多分、ボクのカルテを見ながら『こいつは、これから良い仕事をするので、まぁ、生かしておこうか』と思ってくれたのじゃないかな。実際、今、ボクがやっている仕事は、多くの人々に喜んでもらえる仕事。それを『もっとやれ！』『もっと頑張れ！』と、神様が背中を押してくれているんじゃないかな。きっと、多くの人々を楽しませることこそが、ボクの使命なのです。神様！　これからも良いことをするので、見守っていて下さい」

これまで通り茶目っ気たっぷりにそう話をされているのかと思いきや、意外とGさんの眼差しは真剣だったのが印象的でした。

しかし、最後に少し意地悪な質問をしてみました。

──結局、集中治療室の先生には、その後も挨拶しに出向かれたことはなかったのですか？──

「そうですね。全くないですね。今、大人になって、そういう場所があって、そういう先生方がおられたことを再認識していますが、当時は、そんなところまで頭は回らなかったですね。今はもちろん感謝の気持ちでいっぱいですが、そのころは、生き延びることで精一杯だった気がしますね」

「生き延びるだけで、精一杯」。

それは大怪我を負い、集中治療室で治療を受けた患者だからこそ出てきた〝種も仕掛けもない〟本音なのでしょう。

Gさんが、マジシャンのマスクを外した瞬間のように思えました。

経験を次へ繋げて成長する、
集中治療専門医。

あるベテラン医師の場合

「集中治療室って、病院内に設けると、診療報酬上での報償がかなり大きいんですよ。ですから、〝集中治療室〟という名前は付いてはいますが、中には『診療報酬をもらうためだけの施設』に近いところもあるんじゃないかと思うこともありますね。いうなれば〝なんちゃって集中治療室〟ですよね」

そうお話をされたのが、今回の「語り人」です。確かにおっしゃっている内容には厳しいものがありますが、その語り口は穏やかで、常に沈着冷静なたたずまい。それもそのはずで、医師歴実に三十五年というベテランドクターだからです。そこで、今回のこの「語り人」を、ベテランの先生の意味を込め「V先生」と仮にお呼びすることにします。V先生は、元々は麻酔科の医師ですが、集中治療室にも長く関わり、二十年近くその現場を見て来られました。

―先生が、初めて集中治療室に関わられた当時と今とでは、随分と変わってきたとお感じになりますか？―

「それはもう、全然違いますね」

—以前の集中治療室には、患者さんは皆さん寝ているというか、寝かされているというイメージがありましたが……。—

「その通りですね。色々な機器が付けられている訳ですから、患者さんも寝ていた方が苦痛が少ないだろうという考え方でした。しかし、今は、全く逆です。集中治療室にいて、色々な機械が身体に付いていたとしても、起きていてもらう、あるいはリハビリをしてもらうという時代になっています。その方が、最終的には患者さんの経過が良くなることが分かってきたからなんです。そういう意味からすると、過去と現在では全然違うというのは、その通りだと思いますね」

—大きく変わってきたなと思われるのは、いつごろからですか？—

「多分、五年前ぐらいからかと思います」

—それは最近ですよね。—

「はい。最近のことと思います」

こちらの質問に、間髪入れずと言うか、実に明確に説明をして下さるV先生ですが、その後、一瞬表情を厳しくされて、こう続けられました。

「こんな風に治療の方法や、患者さんへ介入していく方法が今どんどん変わっていますから、それをフォローする医師側は大変なんです。ちゃんと最新の知識を取り入れて、現場の診療にしっかり生かしていくためには、集中治療室のドクターには、常に高い専門性が必要となるのです」

なるほど。しかし、その集中治療の専門医が、我が国には僅かしかいません。我が国の医師の数は約三十二万人。そのうち集中治療専門医は、一七〇〇人にも達せず、その割合は医師全体の実に〇・五％に過ぎないのです。その理由の一つに、資格取得が難しいということが挙げられます。

「例えば、麻酔科の専門医は、麻酔の勉強だけ、ある程度深くしていればいけるんですけど、集中治療はそうじゃありません。集中治療って、重症の様々な患者の診療が出来ないといけないのです。循環器の知識が必要だったり、脳卒中の知識だったり、神経内科の知識が必要だったり、あと、当然、呼吸にも関わるので、呼吸器の知識も必要。本当に、全身について多岐にわたる知識が要求されるのです。ですから、試験の準備をするのもかなり大変だと思います。それも、集中治療専門の資格を持つ医師が少ない一つの理由かもしれません」

そしてV先生は、今一度首を傾げ、改めて思いを巡らせた後、こう呟かれました。

「少ないですよね、本当に。何でだろうな？　集中治療ってずっとやりたいという人が少ないのかもしれませんね。業務として大変ですからね」

この本の中でも、集中治療室に関わるスタッフの方々の〝大変さ〟をご紹介してきましたが、長年にわたって集中治療の現場に携わってこられたベテラン医師だけに、その言葉は重い。その中でも、確かにそうかと思ったのが、集中治療室では周到な準備が出来ないという点です。通常の手術であれば、改めて勉強をし直し、事前に対処の方法を考えることが出来ます。もちろん、それでも手術中には突発的なことは起こり得るものですが、V先生の言葉を借りれば「まぁ、それなりに準備は出来る」と言います。一方、集中治療室では、そうはいかないと言うのです。

「集中治療室に運ばれて来る患者さんの疾患は限られているとは言いながら、やはり様々にあります。対処しなければならない疾患の種類が多いのです。さらに、どんな人が運ばれて来るかは分からない。あらかじめ準備しておくことが出来ないのですよ。だから、大変です。それも、集中治療専門医が少ない理由の一つかもしれませんね」

改めて、もう一度書きます。いくつかの理由があるにしろ、集中治療専門医の数は少ない。しかし、集中治療室を設けると、診療報酬はアップすることから、病院側は出来れば集中治療室を設けたい。もちろんそこには、集中治療の専門医がいて、その場所をしっかり管理するというのが、本来あるべき姿なんでしょうが、現実は、そう上手くは回っていないのです。V先生は言います。

「集中治療室を、知識やスキルのある人たちにちゃんと見てもらっている、管理してもらっている病院は良いですが、そうじゃない施設もきっと多くて、そうしたところはどこも苦労されているんじゃないかと思いますよ。集中治療室が管理料と呼ばれる診療報酬が付く施設になるためには、〝専従医〟が必ずいないといけませんが、それは集中治療室の専門医でなければならないという訳でもないのです。平たく言えば、人がいれば良いってことなのです」

—専門医がいなくても良いのですか？—

「そうです。ですから多分、色々な人がいるんだと思います。確かに大病院で、医者が一〇〇人も二〇〇人もいれば、その中には、専門医の資格こそ持っていなくとも、ちゃんと対処出来る人もいると思うんですが、もうちょっと規模が小さくなってしまうと、正直、どうなのかなという病院はあると思います。だから、先ほどの話のように〝なんちゃって〟集中治療室もあると思うのです」

〝なんちゃって〟集中治療室とは、そういうことなんですね。これまで取材をしてきて、集中治療室のその重要性や、スタッフのその献身的な治療・看護などについて知れば知るほど、何故これまで、彼らや彼女たちの奮闘ぶりを紹介するようなドラマや映画がなかったのかと不思議に思っていましたが、中には〝なんちゃって〟の集中治療室も数多く、そこでは目を見張るようなシーンは見られなかったことから、プロデューサーや監督たちの目に留まることはなかったのですね。V先生の話を伺い、ストンと理解出来ました。
しかし、その背景には医師そのものが「不足」しているから、ということはないのでしょうか？

「不足しているかどうかは、何を基準にするかによりますが、医者の頭数だけを見て、足りている、足りていないの論議はいかがなものでしょうか？　厚生労働省をはじめ様々な機関で、我が国の人口は今後ますます減っていくので、十五年先二十年先には医者不足は解消し、その後は〝医者余り〟になるのではと言っていますが、本当にそうなるのでしょうか？　医師がどういう働き方をしているかということを踏まえて論議しないと、正確ではないと思いますね。何故なら、同じ医師でも働き方によって出来ることって全然変わってしまうのです。例えば、日本は医師としての仕事以外に色々やらないといけないことがあります。事務的な仕事とか、管理職の仕事とか。診療だけやっていれば良いという形には、なかなかならないです。ですから、単純に頭わりだけで足りているか足りてないかというのは、ナンセンスかと。しかし、決して余裕がある状況ではないですね。そして、もう一つが〝医師の偏在〟というのも大きな問題です。都会には医師はいるけれど、地方に行くとその数はガクンと減る。

さらに、その先に行くと、もう本当に医師が足りないところというのは、確かにありますね」

〝医師の偏在〟。それは、集中治療専門医もそうです。最も集中治療専門医がいるのはやはり東京。二三〇名程を数えます。二位は大阪。しかし、その人数はガクンと減って一三〇名程。同じ近畿でも、和歌山になると、たった七名、最下位の鳥取になると四名を数えるだけになります（二〇一八年四月日本集中治療学会調べ）。

こうした医師不足に対して、こんな解決策はあり得るだろうかと、V先生に伺いました。

―少し失礼な質問かもしれませんが、医療の分野でもAI化が進み、自動車の自動運転でドライバーがいなくても車が安全に進むように、医師がいなくても何とか対応が出来るという時代がやってくることはないでしょうか？―

「確かに、管理の自動化といったようなものは進むかもしれませんが、じゃあそれで全部済むか？と言うと、やっぱり、人がいないといけないのです。確かに、機械で出来る分野は、機械にやらせればいいです。ですから、今後、この分野は機械で、自動で管理していくのだという方針を決めていくことは絶対に必要だと思います。しかし、それでも、人間がやらなければならないところは、絶対、残ります。例え、そうしたシステムが構築されたとしても、早々には完璧なものにはならないので、やはり人の目で見ておかないといけない。それと、人間とは、データだけで計り知れない側面があります」

—それはどういうことですか?—

「例えば、敗血症というのがあります。感染症によって生命を脅かすほどの臓器障害が現れるものです。この治療でよく経験するのが、正しい抗生物質、正しい抗菌薬を使うと、反対にその患者さんの状態を示すデータの〝見た目〟が悪くなることが結構あるのです。どうして?と思いますけど、ボクが考えているのは、細菌を殺すために抗生剤で治療する訳ですが、狙い通り細菌が死ぬと、その細菌は壊れますよね。となると、その細菌が持っていた毒素みたいなものが壊れることで、患者さんの体の中に広がって、増える。ですから、患者さんの状態を示すデータは悪くなる。しかし、それは、治療が正しいからそういうことがおきているんだと思います」

—治療方法が正解なゆえ、反対に一時的に患者の容体は悪化するということですか?—

「そうです。ですから、医師側は、患者さんの容体が悪くなったからその治療を止めるんじゃなくて、容体が悪くなったからこそ、この治療は合っていると判断します。そして、その治療を続けながら、別の療法で体力を維持させるというか、状態を良くする道を探す必要があるのです。それを分かっていないと、治療方針を見誤る可能性がある、という訳です」

——結果だけを見ていてはいけないのですね。——

「見た目は悪くなったけど、治療を継続するのが正しいんだと判断するのか、あるいは治療がちゃんと出来ていないから悪くなったと判断するのか、その見極めは、データだけを見ていてもなかなか分からないのです。こういったことも盛り込んだＡＩの自動化が出来るのだったら、別なんですけど」

——ある種、医者の〝勘〟というのもあるんですか？——

Ｖ先生は暫く首を傾げた後、こう答えられました。

「勘というか……、これは効いているのだなというのは、限られたデータで見るのじゃなく、もっと様々なデータをチェックするべきです。症状についても、感染症では色んな症状が出てきますから、それらをもっとつぶさに観察して、総合的に判断するものなのです。そういったことを、ＡＩに全て覚え込ませれば、機械化というのか、自動化というのも出来るのかもしれないですけど」

―だいぶ時間がかかりそうですね。―

「一つの疾患だけじゃなく、いろんな疾患に関して、様々なケースを順番にインプットしていくというのは、なかなか大変ではないかと思いますね」

医療分野、中でも診療分野のＡＩ化というのは、実際に実現するのは、果たしてどれだけ先の未来なのでしょうか。しかし、ＡＩでもなかなか困難なことを、医師たちは日々懸命に学び、インプットし続けている訳です。特に全身を診なければならない集中治療医が一人前になるには、相当な時間が必要になってくるのでしょう。

「それは当然のことですよね。全身を相手にしている訳ですから、範囲がそれだけ広い訳ですよ。言ったら何ですが、目だけを診る専門家がいる。整形外科では、膝だけとか、手だけの専門家がおられる。もちろん、限られた部分の専門家も、そこまで極めるのは、大変は大変だけども、それを、集中治療医の場合は、全身でやろうというわけなので、すごい能力のスーパードクターであれば出来るのかもしれないけど、なかなか難しいことだと思いますね」

集中治療医になりたい人も、その「大変さ」が分かっている故に、なかなか増えない。加えて、一人前になるにも時間がかかる。

日本で、集中治療専門医が極々少ない理由が良く分かりました。

では、その少ない人数で、この集中治療室といういわば〝戦場〟で戦っていくには、集中治療の専門医たちはどんな能力を磨いていかねばならないのでしょうか？　ベテラン医師のV先生は、こうおっしゃいました。

「振り分ける力、ですかね」

――振り分ける力？――

「そうです。全部一人でやるのは難しい。ならば、この病気なら、この先生に。消化器なら、あの先生。手術が必要なら外科の専門の先生にと、専門の人たちにその部分の診療を任せる。振り分けていくことが必要になると思います」

―チームで担うということですか？―

「チームなのですけど、いわゆる固定のチームではないです。その場その場で最適なメンバーを揃えるといった形でしょうか」

―それだけのメンバーを招集するとなると、それは〝良き医師〟というだけの能力とは別に、また違った能力が必要になりそうですね。―

「診療能力も当然必要なんだけども、チームとして働くためのマネジメントというか、人間関係というか、そういうのは非常に大事です。自分で全部出来ちゃえばいいけど、そうはならないから、そういうマネジメント能力というか、コミュニケーション能力がやっぱりいるんですよね。例えば、すぐ人と仲良くなれるような人が集中治療をやるというのは、その施設にとってすごくいいことだと思いますね」

―良きドクターって「孤高」や「一匹狼」のイメージがあるのですが。―

「もう、そんな時代ではないです。もちろんそういう能力の高い人がいることは良いのかもしれないですけど、その人だけでは成り立たない時代だと思います。特に集中治療の分野では、ね」

―では、まだまだ数は少ないかもしれませんが、集中治療医を目指す後輩の皆さんに、あるいは、今、集中治療室で頑張っておられる若い医師の皆さんに、アドバイスをお願いします。―

「経験を重ねて、ということでしょうか。ただ、自分が経験したことだけで終わってしまうと、それはそれで、成長がないです。それが、次に繋がらないといけないので。実際、ボクが、それを出来ていたかと言われると甚だ疑問が大きいですが、自分自身の経験を次に繋げていく必要があると思うし、他人の経験も吸収していかねばならないと思いますね。こういう患者さんが来て、こういう治療をしたら、こうなったという成功も失敗も、失敗の方が勉強になるのかもしれないけど、そういうことを残していって、同じような患者さんが来た時に、あの時はこうだったんだ、これで良かったんだとか、ああいうやり方は良くなかったっていうのが、どんどんと蓄積されていって成長していくと思うのですよ。一人一人の医師も、集中治療の現場もね。それだけに、我々医師は、本当に一人一人の患者さんをしっかりと診ていくということに尽きるのではないでしょうか」

なるほど。結局は基本や姿勢が大事ということなのでしょう。V先生は「もちろんそれは、医療現場全てに通じることですが」と注釈を付けられました。しかし、最後に、こうも付け足されたのです。

「医師としての診療能力は、集中治療をやると明らかに高めることが出来ると思います」

集中治療の現場に長らく携わって来られたベテラン医師の、揺るぎないプライドが見て取れました。

〝業〟みたいなものを背負う職業。

ある開業医の場合

「もう回復は望めないなという患者さんがおられたのですが、ボクの先輩に『この人、お酒が好きだったから』と、本当にちょっとだけですが、集中治療室でお酒を飲ませるような人がいたのです。でも、当然、看護師さんには怒られますよね。実際、メチャクチャ怒られていました。でもね、これって、怒られることなのかなって、ボク的には思えたのです。反対に、何がダメなのかなって。看護師さんは『院内でお酒なんて』とおっしゃいましたが、決して、酒盛りをしている訳でもないし。でも、病院内では、やはり色々な制約が入って、結局ダメだ、ということになっちゃう。そこで、じゃぁ、自分で病院を開業しちゃおうかな、と思ったのですよ」

そう話すのが今回の「語り人」です。まさに、つい最近、自分のクリニックを開業したばかりの先生です。現在四十歳。男盛りという年齢です。ドクターとしてのキャリアは、ほぼ一貫して救急と集中治療室を担当して来られました。その経験を活かして自ら開業したクリニックは、救急車で運ばれてくるほどではないけれど、軽微な救急患者を中心として対象にするという新しいタイプの医療施設を目指しておられます。例えば、二〇一七年の救急車の出動件数は六三四万二〇九六件と八年連続で過去最多を更新、一日当たりの出動件数は実に一万七〇〇〇回を超えています。受け入れる側の病院も大変です。『この程度で、救急といって来られても……』というケースも多いと言います。一方、患者側もこうしたニュースを見ていることから『この程度の症状で、救急だと訴えてもいいものか？』と逡巡してしまいます。そうした病院側の物理的負担、患者側の心理的負担を少しでも軽減出来れば、というのがこのクリニックの狙いです。今後、こうした施設がどんどん増えればいいと、今回の「語り人」は夢を膨らませます。しかし、だからといって「野心的」で「ガツガツ」されている先生ではありません。お話を伺うと実に悩み多きドクター。そこで、ここでは哲学的な「T先生」とお呼びすることにしましょう。

実際にT先生は、若い時代は大いに悩まれたとおっしゃいます。例えば、普通、医師は患者さんと向き合いますが、集中治療室では、患者さんとほとんど喋ることはなく、というか、患者さんは多くの場合話せない状態のため、患者さんの家族と向き合います。すると……。

「患者さんの意志がどうか、ということが分からないまま治療が進んでいくことがあります。それは、いかがなものかと思うことはありましたね。例えば、確かにまだ生きてはおられます。しかし、回復の見込みは、限りなく小さい。さて、このまま命を長らえるだけの治療を続けていきますか？　それとも、もう……、という場合は、当然ですが、家族の方々にお聞きするしかない訳ですから」

―それは、医師としても不安ですか？―

「いや、もうそれは致し方ないと割り切りますね。家族が一番、その患者さんを知っている存在なので。その決断を尊重します。ただ、例えば、お父さんが、今、集中治療室で治療を受けている場合なら、あなたがお父さんだったとしたらどう考えると思いますか？というような質問をしますね。家族としてはこう考えますということを、あまり優先すると良くないのです」

―自分が、その患者の息子だったとして、息子として判断するのじゃなく、父だったらどうしようと思うかを答えてくれ、ということですか？―

「そうです。もちろん息子さんとしての判断も重要ですが、お父さんとして考えて下さい、ということを申し上げます」

―そのお父さんが九十歳を超えるような高齢であれば、もうここで、と言えるかもしれませんが、まだまだ若ければ、私には判断出来ませんとなると思いますが。―

「実際、そういうケースはあります。その場合、お父さんはどんな考え方を持っておられましたか？　であるとか、こういう事態になった場合は、こうしてくれ、というようなお話をされていましたか？といったヒアリングをさせていただき、家族のご意見がまとまるのを、時間的に余裕があれば待ちます」

―何ともいえない雰囲気がそこには漂っているのでしょうね？　医者として、もちろん冷静に説明やお話をされるんでしょうが、先生個人としては、正直、辛くないですか？―

「確かに若い時はね。結局、ボクの話し方次第で、家族の方々は『では、もう治療は結構です』と決断してしまう場合もある。その時点で、患者さんは確実に死に向かって歩み出す。そんな権限を、ボクは持っているのかな、と思いましたね。三十代前半では、本当に悩みましたね」

想像してみて下さい。患者が死の淵を歩んでいたとしても、それを医師は、冷静に説明してくれるでしょう。しかし、その説明を受けて、患者の家族は、今後の治療に期待を寄せるのか、それとも、その時点で患者の穏やかな死を待つのか決めねばなりません。すなわち、医師の言葉のみがその判断材料になるのです。

その言葉は実に重い。そうした患者の生死を文字通り握る言葉を発する権限が、本当に自分にあるのか、T先生は悩んだのです。

実際、多くの〝死〟がそこにはありました。

救急対応も兼ねることが多かったT先生は、多くの〝死〟の現場に立ち会われてきたのです。先生は、おっしゃいます。「(臨終の場に立ち会ったのは)もう、数えきれない」と。時にこんなケースもあったと言います。

「ある患者さんのお看取りをして、それが終わったと思ったら、『先生。また、別の患者さんが』と連絡があって、そちらに行ってお看取りをしていたら、また連絡があって、お看取りを。何だか、もうハイ、ハイ、ハ〜イみたいな感じになって、この患者さん、どんな患者さんだったっけ?と頭も回らず、このままではヤバイぞ、と思った経験もありますね」

—しかし、悩んでおられた三十歳代前半と今とでは、随分考え方も変わられた訳ですよね?—

「その時にボクが考えたのが、どういう風な死に方をするのかというのが大事だなと。でも、家族が決められない時もある。その時は本人と家族が、そうした会話をしているか、していないかが大きな要素になっているのです。そこで、実際、アンケートを取ってみたら、そんな話を家族でしたことがある、という回答は半分にも満たなかったんです。半分以上の方が、そんな話など一切していないと言う。でも、そうした事態は誰にでも起こり得て、実際、起っちゃうと結局何も決められないとなっちゃうのです。ですから、そうした話を家族でしっかりしておいて下さいねと機会あるごとに、病院外でも、例えば企業に訪問して、お話をさせていただいていたのです」

―なるほど。自らの最期をどう迎えたいか、家族で話しておくことは、確かに大事なことだと思います。―

「そうです、が」

T先生は、ここで一旦、話を切られ、少し間をとった後、こう続けられました。

「繰り返しになりますけども、こうやって、家族で、自らの死に方を話し合っておいて下さいねと周囲にアピールし出したきっかけは、ボクの話し方次第で患者さんの生死を決めちゃう、その権限などあるだろうかと悩んでいたことにあります。何も分からないままこちらが決めるよりは、本人や家族が納得できる最期を選ぶことが出来るのじゃないかと考えたからです。ですから、家族で決めといてください、となったのです。でも、これって、判断を患者さん家族に押し付けているのじゃないかと、今度はそっちで悩み始めたのです」

何ともピュアで、悩み多き先生です。さらに、先生はこう考え始めたのです。

「そもそも、何のために、自分の最期をどう迎えるかを決めるのか?と考え始めたのです。そう考えているうちに、何だか、死ぬところばっかり決めても、仕方ないなと思えてきて。それよりも、どういう風に生きていくかにフォーカスしていきたいなと思うようになったのですよ。元気な時から患者さんとコミュニケーションを取って、そんな〝生き方〟や、反対に〝最期の迎え方〟なども自然に話していけることが出来ないかと思っているうちに、自前の施設を持ちたい、開業したいという思いが募って、今に繋がったという気がしています」

集中治療室で得た経験を、新しい形で患者の皆さんに還元したいというのがT先生の思いのようです。

そんなT先生に、さらに哲学的な質問をさせていただきました。

―お話を伺えば伺うほど、やはりドクター、特に集中治療室に携わるドクターって大変なお仕事だと思います。しかし、今後またさらに違った環境にはなりますが、それを続けていかれる。それは何故でしょうか?―

「何故でしょうね?」

そう呟かれた後、こうおっしゃいました。

「こういう表現はどうかと思いますが、面白いんですよね」

―何が面白いのですか?―

「やはり患者さんが良くなっていく時が、一番ですよね。まさに大きな谷の底にいたような状態から回復、復活をされていく場面は、一番面白いですよね」

そこで、T先生は、こんな事例を教えて下さいました。

「二十代後半の男性でした。その週末に結婚式を控えておられた方でした。ご自宅で、歯を磨いておられる最中に突然心臓が止まって、不整脈だったのですが、病院に運ばれて来たのです。こういう事態って、よくあるとは言いませんが、決して、稀でもありません。もちろんスタッフ全員で治療にあたり、心臓は動き出したのですが、意識は戻らなかったのです。ですから、そのまま集中治療室で診ることになって、患者さんの婚約者さんと、彼のお母さんとが付き添われていたのです。でも意識は戻らず、少し回復は難しいかなと思える状態が続いていました。そんな時に、付き添っていたフィアンセの方がいきなり『診断書を書いて下さい』って、持って来られたのです」

―まだ、意識も戻っていない状態で、診断書って、一体、どういう理由があったのですか？―

「ボクも何故、このタイミングでと思ったのですが、理由をお聞きすると、ハネムーンをキャンセルするので、そのために診断書がいる、という訳です」

―フィアンセも泣く泣くキャンセルをされたのでしょう。結局、その男性はどうなったのですか？―

「ちょうど一週間後ぐらいだったかと思います。結婚式が予定されていたあたりの日ですよね。そのころに、パッと目を開かれたのです。もちろん患者さんは、何故ここにいて、こんな状態なのか全く分かりませんので、まず説明をしました。心臓が止まって、こちらの病院に運ばれて来たのですよ。残念ながら結婚式は開けませんでしたが、今から、お母さんと婚約者さんをこちらにお呼びしますからね、と申し上げると、その患者さん、もちろんベッドに寝たままですが、涙が目から溢れ、頬をツーっと流れたのが見えましたね。これは、ボクらも本当に嬉しかったですね」

―でも、最初、先生も、厳しいかなと思われた訳ですよね。―

「実は、意識が戻るか戻らないかは、最初、なかなか分からないのです」

―意識が戻る人と戻らない人の差は、何ですか？―

「心臓が止まると、脳に血液が行かなくなります。そうすると、脳細胞はどんどん、どんどん死んでいきます。その時間がどれだけ短いかがポイントになります。すぐ心臓マッサージを誰かがしてくれるとか、その脳に血液が行かなくなる時間をいかに短くするかが重要だということです」

―彼は、その後、退院出来たのですか？―

「結局、二週間くらい集中治療室にいて、その後、循環器内科に行き、次に不整脈が起こった際に電気ショックが自動で流れる、除細動器と呼ばれる装置を付けて、退院していかれました。もちろん後遺症もなくね」

生死を分ける一瞬の差。あたかもオセロのように「死」の石がクルリとひっくり返って「生」の石に変わる瞬間。こうした瞬間を味わえるのは、救急や集中治療室のドクターたちだけの特権なのでしょう。

しかし、T先生は、そうした集中治療室の治療を「多くの医師は賛同しないと思うけれど」という注釈を付けたうえで、こう説明して下さいました。

「集中治療室の治療とは、いかに悪いことをしないか、ということが重要なんですね」

――どういうことですか？　お医者さんが、何か悪さをしているということですか？――

「例えば人工呼吸器にしても、あれって無理やり空気を肺に押し入れているものなのです。決して生理的なものではありません。空気を肺に送り込むことで、肺にどんどんダメージを与える場合も往々にしてある。血圧が低下している人に血圧を上げる薬を投与する場合も、不整脈を起こす可能性もあって、決していい作用ばかりじゃないのです。食事だってそうです。与えすぎてもダメだし、当然少なすぎてもダメ。ボクらがやることって、結構、悪い方向に働くことも十分あるのです。血圧が低いから上げますだとか、酸素の濃度が低いから上げますだとか、そうした数値だけをいじっていくと、結果的に悪いことをしている可能性があるのです。でも、患者さんの生命を維持していくためには、それが一番重要なので仕方ありませんが、その際に、悪いことは如何にしないで済むようにするかが、我々の腕の見せ所です」

――何とも〝ややこしい〟治療ですね。――

「そうですね。結構ややこしいです。外科の先生なら、『ここが悪いので、ここを取りました』という治療になるのですが、我々の治療は、説明しづらいですね」

治療の説明もしづらい。さらに数多くの死も、その日常に存在する。それでも、T先生が、集中治療室に関わる仕事を続けられるというのは、果たして、どういう理由なのでしょうか？

「そこは、医者というものは、そういうものじゃないかなということですね。最終的に自分の決断一つで人が亡くなることについて、若い時は本当にいいのかなと思いましたけど、やはり、それは医者の仕事だと思えるようになりました」

―年齢を重ねられて、それも医者の仕事だと。―

「〝業〟みたいなものを背負う職業かなと思いますね」

―〝業〟ですか。では、最後に、これから、そんな〝業〟みたいなものを背負う職業である、医者に成りたいと思っている若者に一言、お願いします。―

「週刊誌には、医者の年収はいくら！みたいなものがよく出ているじゃないですか。でも、そこは本質じゃないですよね」

それはそうでしょう。T先生も、自分でそうコメントしておいて、自分でも楽しそうに笑われました。

「これからは医者も明るい未来だけじゃないと思いますよ。日本の経済が衰えると、医療費が圧縮されるので、医者の給料も減っていくでしょうね。必ずしも、安定している職業とは言えないし、これまでのような花形職種とも言えないと思います。しかし、やりがいは、もうめちゃくちゃありますね。それは間違いないですね。しんどいけれど、やりがいは、とにかくあります。医者の世界では、〝やりがいがない〟ということを理由にした転職など聞いたことはありません。そこに関しては、全く迷わず断言できますね」

これまで多くのことに悩んで来られたT先生も、ここだけは断言されたのでした。

遠隔集中治療の普及へ向けて。

(株)T-ICU代表取締役社長　中西　智之

「日本にはおよそ三十二万人の医師がいると言われています。そのうち、集中治療の専門医は、僅かに一六〇〇人ほどです。比率にすれば、全体のおよそ〇・五％に過ぎません。全く足りていない。それも、地域格差が酷い。
都心部に集中し、地方には、集中治療の専門医は、本当に散見されるほどです。その一方で、集中治療専門医がＩＣＵ管理をすることにより、合併症の発症率や在院日数、さらに死亡率までもが減少することがアメリカでの調査で分かっているんです。この現状、おかしいと思いませんか？」

そう熱く話すのが、今回の「語り人」です。現在四十二歳の男性。いわゆる「後厄」にあたる年齢です。しかし、年齢よりは若く見えます。元野球少年だったと言えば、多くの人は「そうだと思った」というに違いありません。そんな風貌です。彼は、今から二年前の「前厄」の際に、新しい会社を立ち上げました。だからといって、決してビジネスマンではありません。これっきとした医師です。それも集中治療の専門医です。彼の名前は、仮に……と、これまでの項では全て仮名で紹介してきましたが、今回は実名でご紹介します。中西智之先生。何故実名でご紹介するかというと、実はこの本を企画した仕掛け人の一人だからです。集中治療室や、集中治療室で働く医療スタッフのことをもっと知ってもらいたいと、この本の制作を思い立ちました。

だからといって、中西先生は集中治療室一本で、これまで歩んできた訳ではありません。そもそも、医師を目指したのもそんな高い志があった訳ではないと言います。

「本当は法学部に行きたかったのです。そのころはニュースステーションの久米宏さんに憧れていて、ニュースキャスターに成れたらいいなと。でも、英語、国語、社会が苦手だったので、文科系の学部は難しいかなと思っていたところに『医学部はどうだ?』と塾の先生に勧められて。それもありかなと。そのころうちは決して裕福じゃなかったので、医者に成れば生活が安定するかなと思ったからです」

それも「あり」なのでしょう。さらに、医師としての第一歩も、集中治療室ではありません。まずは、心臓外科医として歩み始めたのです。

――集中治療医という選択肢は浮かばなかったのですか?――

「大きな声では言えませんが、大学六年生の進路を決める時点で、集中治療という領域を、ボクは正直、ほとんど知らなかったのです」

―では、何故、心臓外科を選ばれたのですか？―

「かっこいいと思ったからです。それに、自分では器用だと思っていたし」

―器用だから、心臓外科を選んだ？―

「手術をする医師の技量の差が一番現れる科が、心臓外科です。その当時は、それが自分には出来ると思っていました。今思えば、思い上がりだったのでしょうが」

確かに、驕りや思い上がりがあったのかもしれません。ここでは詳しくは書きませんが、中西先生は医者になった六年後に、心臓外科医から麻酔科医に大きく舵を切ります。そして、その三年後に救命救急センターに配属希望を出し、その希望は叶えられることになりました。

―何故、救命救急センターで働きたかったのですか？―

「医者になった以上、一度はやってみたかったのです。救命救急センターって、一番〝医者っぽい〟じゃないですか」

何ともいえない〝軽さ〟と少年っぽい〝無邪気さ〟を持つ中西先生ですが、ここで初めて、集中治療室に本格的に携わるようになり、彼の人生は少しずつですが、方向転換をしていくことになるのです。

「あぁ、こんなことやるんだと、ある種の驚きはありましたね。心臓外科医時代も、集中治療室に出入りすることはあって、その当時は、集中治療室の仕事などすぐ対応できると思っていたのですが、それは甘かったですね。扱う疾患も思っていたより多くて、心臓だけでなく、脳だったり、肺だったり、感染症だったり、熱傷だったり、外傷だったり、全てを診なければなりません。加えて色々な科の先生方とコミュニケーションを取りながら治療を進めることに、心底すごいなと思いました。それまで知らなかった世界でしたし、ちゃんと患者さんに介入していかないと急に悪くなるし、逆に、上手く関われば　目に見えて良くなっていく。そういうことが、ひしひしと感じられる現場でした」

中西先生は、そうやって麻酔科医をベースに集中治療室に携わっていかれたのですが、もっと違う働き方もあるはずだと、勤務医という立場を離れ、フリーランスの麻酔科医として独立されます。三十八歳の時です。その後は様々な病院で手術に立ち会うことになります。そして、手術が終わる度に患者を搬送して集中治療室に向かいます。それが、彼の日常になりました。

―手術が終われば、先生も集中治療室まで一緒に行かれるのですか?―

「ほぼ必ずね。だって、移動中って実は危険なのですよ。移動中はいわば〝丸腰〟じゃないですか。手術室の中にはモニタリングの機械もあるし、薬もある。集中治療室まで行けば、同じくそれらはありますよね。しかし、移動中って何にもない。ですからすごく危ないのです。その間、何か起これば大変。だから、ボクは付いて行きます。集中治療室に到着して、モニターを付けて、血圧とか測って、あぁ、大丈夫だねとなって、ようやく患者さんから離れます。でも、中には、全く付いて行かない先生もおられますけどね」

いつもは、明るくハキハキ話す中西先生も、ここだけは少し声を潜めておっしゃいました。

さて、そうやって集中治療室に到着するとナースと必ずコミュニケーションを取るのも、彼の日常になっていきます。そして、その間に集中治療室を眺めていると「あぁ、ここ、もうちょっとこうしたらいいのにな」と思うようになったと言うのです。

「例えば、点滴一つでもそうです。足の根本というか、股のあたりから点滴を入れている場合がありますが、確かに、それは医療者側からは楽なのです。でも、感染のリスクが高い。今では首のあたりから入れるのが一般的。そもそも、栄養を点滴で入れることも、もう古い。今は、鼻からチューブを入れて胃に栄養剤を入れるというのが主流です。そうした方が、腸も使うので良いとされています。集中治療の専門医の立場からすれば常識だけど、現場には届いてないのだと思いましたね」

そこで、ナースたちにちょっとしたアドバイスをしたり、困ったことがあれば連絡して下さいと医師にも言づけをしたりするようになったそうです。

「正直言うと、ボクはフリーランスだったので、ビジネス的な発想だけど、そこに麻酔科の新しい先生が来たら、ボクは辞めさせられちゃうでしょ。そうならないために、サービスの一つとして、困ったことがあったら言って下さいね、という声掛けを始めたのです。

でも、それだけじゃなくて、手術をしている最中に、集中治療室から『今、患者さんが、こんな感じなのですが』と電話がかかってくる場合があるのです。主治医の先生は手術をしながら、看護師を通して指示を出されるのですが、やっぱり電話からの情報だけでは判断出来ない、対応出来ないという場合も出てくるのです。そんな場合には、ボクが対応しますよと言って看護師からの電話を聞いて、さらに電子カルテを見て、どうしても必要な時はさっと患者さんの状況を見に行って、主治医に対応方法を提案することがあります。そして、主治医の先生も『じゃあ、そうしておきましょう』と。それは、決して特別なことではなく、どの病院でも意外とよくあることなのです」

―それは、集中治療室に専門医がいない、というのが問題なのでしょうか？―

「誤解を恐れずに言うと、集中治療〝専門〟医でなくても、資格はないけれど集中治療室にずっといる集中治療の〝専属〟医でも良いかもしれません。けれど、多くの医師は、手術や外来などの対応に忙しくて、集中治療室にずっとはいられません。まず、そこが問題ですよね。とはいっても、集中治療の〝専属〟の医師が務まるのは、やはり、集中治療〝専門〟医見習いか、何かの理由で専門医受験資格があるけど、受験していない医師くらいでしょうか。となると、やっぱり、ボクらを上手く活用してくれればいいなぁと。そこで、集中治療室で困ったことがあったら電話してきて下さい、先生にも伝えておいてね、と言っていた訳ですよ。もちろんビジネス的側面はあったのですが」

―実際、電話はかかってきたのですか？―

「ごくたまにかかってくることはありましたが、病院側の先生にしてみれば、週一回だけしか来ないフリーランスの医者には聞けないでしょう。プライドもあったでしょうしね」

電話はほとんどかかってはきませんでしたが、中西先生は、こうしたシステムがあってもいいかな、実際集中治療室にはいなくとも、遠く離れていても、何らかの手段で情報をやりとりして、アドバイスを送れる方法がないかな、そんな体制を築けないかなと、漠然と思い始めたそうです。

そうした時に、先輩医師がこんな話を持って来てくれたそうです。

「アメリカでは〝Ｔｅｌｅ-ＩＣＵ〟というのがあるよ、と」

〝Ｔｅｌｅ-ＩＣＵ〟とは、集中治療医が、ネットワークを介し、ＩＴを活用しながら遠隔地にいる重症の患者の診療サポートを行うシステムのことで、アメリカを中心に普及しつつあるものでした。

中西先生はその時の感想をこう話します。

「これなら、ボクが感じていた問題点は解決できるな、と思いましたね。こういうのがあればいいなぁと思いました。でも、それをビジネスにしようとは、当時は思わなかったのですが」

しかし、その可能性を探って病院側や、ネットワーク関連のシステム会社に話を聞きに行き出すと、医師とはいえ、一個人ではなかなか真摯に対応してくれるところはありません。また、実際やるとなるとお金がいるなと思ったことから、中西先生は〝とりあえず〟会社を立ち上げることを決めます。会社の名前は〝Ｔｅｌｅ-ＩＣＵ〟をもじって「株式会社Ｔ-ＩＣＵ」。遠隔地にいる集中治療医や専門医が、現場の医師や看護師から提供された情報を基に、二十四時間アドバイスを実施するという会社です。でも、本当に〝とりあえず〟の船出でした。

――会社は、勝算があっての立ち上げだったのですか？――

「いやぁ、何にもなかったですよ。勝ちとか、負けとかそんな発想は一切なし。日本ではまだやってないし、やったほうがいいかなぁという程度でスタートしました」

しかし、そんな感じでのスタートですから、当初は何ら成果が出るはずもなく、年も変わってまさに「本厄」の年を迎えます。その後も鳴かず飛ばず。そんな時、友人から「お前はベンチャー企業の社長なんだろ。もっとベンチャー企業らしくしろ」と発破をかけられます。それを受けて「あぁ、そうか、ベンチャー企業らしくね」ということで、ビジネスコンテストに挑戦。遠隔集中治療の可能性を訴えると、見事に優秀賞を受賞。さらに、周囲から薦められるままにもう一つのコンテストにも挑戦してみると、そこでも、事業内容に関して高い評価を受け、一挙に金融機関やベンチャーキャピタル、さらにメディアからも注目をされ始めます。そして今年六月には、ついに、この遠隔集中治療のシステムを導入する病院第一号も現れたのです。

―しかし、集中治療の難しさは、これまで色々な方々から色々とお話を聞いてきました。それを、遠隔で、出来るものでしょうか？―

「全然、問題ないと思っています。そう難しいことをする訳じゃありません。例えば採血の結果や、レントゲン、ＣＴの画像、あとは血圧や心拍数や呼吸の状態などのバイタルデータを常時送ってきてもらい、もちろん病名と、今どんな治療を行っているかをお聞きすれば、それに対処する方法、治療する方法って、少しオーバーに言うと、一つか二つほどしか選択肢は出てこないのです」

―じゃぁ、現場におられる先生方でも、同じ治療法が出来るのではないですか？―

「その治療法とはガイドラインなどで示されているのですが、それは、ドンドン更新されていっている訳ですよね。しかし問題は、現場の先生方がついていけているか、なのです。ボクらは専門医だから当然ついていっている訳ですが、専門でない先生は、自分の経験のみに基づいて治療しているので、どうしてもボクらとは差があるのですよ。さらに、例えば、肺の専門の先生はもちろん肺に関しては詳しいですが、心臓に関してはそうでないとか、心臓の専門の先生は当然、心臓には詳しいが、脳に関してはそうでもない、ということがあります。やはり全体を診ないといけない。その全体を診るのが我々集中治療専門医の仕事です。専門の先生方をその分野のスペシャリストと呼ぶのに対して、我々は全体を診るジェネラリストなのです」

―でも、これまでの日本の医療ではスペシャリストを礼賛する傾向が強かったのではないですか？―

「確かに、我が国の医療現場ではスペシャリストを育てようという傾向にあったと思いますね」

―しかし、スペシャリスト化し過ぎたから、結局、集中治療室での対応が出来ないという事態になっているのですね？―

「そういう側面はあるとは思いますが、仕方ない部分もあるかと思います。スペシャリストが育ってきたからこそ、そこを〝繋ぐ〟ようなジェネラリストが必要になって来たとも言えるのではないでしょうか」

―そもそも、集中治療の専門医の数が少ないというのが問題ですよね。―

「日本にはおよそ三十二万人の医師がいると言われています。そのうち、集中治療の専門医は、僅かに一六〇〇人ほどです。比率にすれば、全体のおよそ〇・五％に過ぎません。全く足りていない。それも、地域格差が酷い。

都心部に集中し、地方には、集中治療の専門医は、本当に散見されるほどです。その一方で、集中治療専門医がＩＣＵ管理をすることにより、合併症の発症率や在院日数、さらに死亡率までもが減少することがアメリカでの調査で分かっているんです。この現状、おかしいと思いませんか？」

そうです。これが冒頭にご紹介したコメントです。でも、この後、少し声のトーンを落としてこう続けられました。

「でも、多くの人は都会に憧れ、都会に行きたいですよね。それは医療従事者だって同じこと。もちろん地元に残って地元で貢献したいという先生もおられますが、やはり大都市に偏るのは致し方ないかと思いますね」

─しかし、地方に集中治療の専門医が少ない、あるいは、いないということは、反対に、遠隔で診療をサポートしてもらいたい、というニーズはある訳ですよね？─

「ニーズはあると思いますよ、我々の目から見ればね。でも、問題は、現場の先生方がそのニーズがあると思ってくれているか、ですよね」

─地方には集中治療の専門医は絶対的に少ないのに、地方の先生方はあまりそのニーズを感じていない、ということですか？─

「現場の先生は、往々にして思っておられます。『今、出来ているから、問題ないよ』と。ボクらからして見れば出来ていないと思うのですが、現場の先生方は、出来ていると思っています。でも、ボクらから、そんなことは言えない。それにいかに気付いてもらえるかですよね」

─医者としてのプライドの高さが、自らの能力や環境を客観的に判断することを邪魔しているのでしょうか?―

「いや、プライドの問題ではありません。ただ単に無知なだけです」

―どういうことですか?―

「もちろん、ご自身の専門に関しては詳しい。皆さん、日々の情報収集も怠っていないと思います。しかし、他の領域に関しては、無知かと。無知という言葉が過激なら、〝追い付いていない〟と言い換えても良いかもしれません。自分の専門領域は進歩しているのに、他の領域は昔のままだと思っているのかな?」

中西先生の声はどんどん小さくなっていきました。そこで、少し質問を変えてみました。

―アメリカでは、集中治療の専門医は日本よりずっとポピュラーだと言われていますが、日米の差は何だと思いますか?―

「アメリカの医療は、チームで診る。分業が進んでいるので、任せるところは任す、といったドライな部分がありますよね。一方、日本は〝主治医文化〟というか、担当の先生が一人の患者さんをずっと診るものだと、医者も患者もそう思っているからではないですかね。餅は餅屋や適材適所という言葉があるように、その都度、適任のスペシャリストの医師を繋いでいってくれる方が無駄が少なく、医者・患者双方にメリットがあると思うのですがね。その繋ぎ役が全体を診ることの出来るジェネラリストである集中治療の専門医なのです」

―でも、医療現場はメスの天才といったスペシャリストばかりが注目されますよね。―

「それは仕方ないですよね。集中治療医はやはり脇役です。縁の下の力持ち的な存在で良いのだと思いますよ」

またまた、中西先生の声が小さくなりそうだったので、最後はこんな質問で締めてみることにしました。

―新しい会社の展望、すなわち遠隔集中治療の先行きはいかがですか？―

「まだまだ大変ですよ。従業員も雇っているし、仲間たちから出資もしてもらっているし、さらに我々が手掛けるこのビジネスで、遠隔集中治療そのものの評判を落としてしまう訳にはいかないし。さらに、ボクの給料だって会社からはまだ一切出ていない訳で、ボクの生活がどんどん困窮しちゃう。それって、ほんと大変」

このままでは、さらに中西先生の声が消え入ってしまいそうだったので、慌てて質問を変えました。

―日本の医療はどうあるべきだと思いますか？―

「そうですね。医療って、人の言葉を借りると〝公共物〟あるいは〝インフラ〟なのです。あって当たり前。さらに、安心・安全を常に提供していかねばならないと思います。その一つが集中治療の専門医で、さらに、その一つが遠隔集中治療だと思います。やはり、我々は、その普及に向け、スピードを上げていかねばならないと思いますね」

中西先生は改めて、元野球少年の元気でわんぱくな表情を見せたのでした。

おわりに

（株）T-ICU代表取締役社長　中西　智之

親戚の叔父さんや叔母さんって、いくつになっても子どものころの呼び名で呼びますよね。私は四十二歳になった今でも「ともくん」と呼ばれます。

親戚に医療関係者がいない私は、よくこんな質問をされます。

「ともくん、○○の具合が悪いんやけど、なんでかな？」

私はだいたいこう答えます。

「専門外です（笑）」

そして話は大抵こう続きます。

「お医者さんやったら何でも知ってるんちゃうの？」

さすがに一般の方よりは知っていますよ。しかし、症状を聞いただけでは、専門外の臓器や部位だと病名は分からないし、病名が分かっても治療法まで分からないことがほとんどです。ましてや最新の動向なんて全く分かりません。あ、これは専門外の分野はですよ。

「お医者さんでも、病気のことを何でも知ってる訳ではないよ」

ところで、私の専門分野である「集中治療室（ＩＣＵ：Intensive Care Unit）」について、一般の方に対して説明する機会が最近何度かありました。そのたびに「救命救急センター（ＥＲ：Emergency Room）」と混同されている方が多い、と言いますか、皆さんＩＣＵ＝ＥＲと思われていることに驚きました。

「ＩＣＵって正しく知られてないんだなー」

ＩＣＵが知られていないということに気付いて、医師に成り立てのころの自分を思い出し、ふとこう思いました。

「ＩＣＵのことを正しく知らないのって一般の人だけかな？」

最終章にもありますが、私は元々は心臓血管外科医でした。私が集中治療に本格的に携わるようになったのは医師九年目のことです。心臓血管外科医として集中治療に少しは関わっていた私は、集中治療を「出来る」と「思って」いました。内科とか整形外科とかは「専門外で出来ない」と思っていたのですが、集中治療に関しては「出来る」と思っていました。

しかし自分が集中治療を専門にした時に気付きました。「集中治療ってこんなに奥が深いんだ。自分は集中治療の一部しか知らなかった」と。

専門外のことは分からないという自覚は、多くの医師が持っています。しかし集中治療に関しては、「知らないこと」を「分かっていない」ドクターが多いというのが私の印象です。集中治療を始める前の私と同じように。

それなら医師も一般の方もどちらも手にしてくれるような本を作って、集中治療を世の中に広めよう！　それがこの本を作ろうと思ったきっかけです。

「多くの医師が集中治療医の力を知らない。集中治療医はもっと色々な場所で活躍出来る」

知り合いからよく質問されることに以下のようなものもあります。

「医療ドラマって本当にあんな感じなの？」

大勢で回る教授回診シーン、病院の屋上で上半身で手術のシミュレーションシーン、「私、失敗しないので」と言うシーン……、本当の医療現場を上手く再現しているドラマもあれば、

「⁈⁈⁈」のようなものもたくさんあります。集中治療室というのは、手術室などと並んで、一般の方が見ることは少なく、想像しにくい場所だと思います。それだけに事実に忠実に伝えられたらと思いました。もし私の見方だけだと偏ったものになるかもしれない。それなら色んな立場の方、医師、看護師、コメディカル、患者さんに、思いのままに語ってもらうのが一番良いのではないか？と思い、このようなスタイルになりました。

ＩＣＵはＥＲと並んで生命と隣り合わせの部署です。そこで働くスタッフがどんなことを感じているかも知って欲しいと思っています。原稿ができるたびに私も読みましたが、集中治療を専門とする私ですら、それぞれの人の見方や感じ方に新鮮味を感じました。きっと皆さまも想像とは違ったスタッフの心の動きを知ることが出来ると思います。

本文にもありますが、集中治療「室」の数に対して集中治療「医」の数が足りていません。そのため病院間、あるいは地域間で診療レベルに大きな差があります。このような集中治療に関する問題点も知っていただけたらと思っています。

私は子どもが生まれたころから、自分が住んでいる街に何か貢献したい、できれば医師として貢献出来ることはないか?と思うようになりました。

一方で以前に勤めていた病院の恩師が「医療は公共物だ」とおっしゃっていたことが強く印象に残っていました。

そんなある日、私は「遠隔集中治療」というものを知りました。

遠隔集中治療については語り出すと長くなってしまいます。インターネットで「遠隔集中治療」や「ｔｅｌｅ-ＩＣＵ」と検索すると色んな情報が出てくると思います。遠隔集中治療には地域間の医療格差を改善したり、国の医療費を抑制出来たり、医師の働き方改革に有効であったりと多くの可能性があります。

普段は医療のことなんて考えなくていい、でもいざとなったらちゃんとそばに医療がある。そんな社会の実現に貢献出来るのが遠隔集中治療であり、私はこれに取り組もうと決めました。遠隔集中治療の普及にもこの本が役に立てればと思っています。

最後になりましたが、すべての語り手にインタビューをして、原稿にしていただきました大谷邦郎様をはじめ、ご協力いただきました方々に心から感謝を申し上げます。

取材を終えて

グッドニュース情報発信塾・大谷邦郎

キッカケは、事業の相談。

前述の株式会社Ｔ‐ＩＣＵの中西社長から、事業に関する情報発信についての相談を受けたところから始まりました。

「我が社は遠隔集中治療の会社です」と言われても、そもそも集中治療というのがピンと来ない。暫し思い当たるものを、数少ない頭の中の抽斗を探ってみて「あぁ、あのドラマや映画によく出てくる……」と言葉を発すると、少し顔をしかめられ、「それは救命救急センターです」と瞬く間に訂正される始末。そうか、そことは違うのかとさらに記憶をたどってみると、義兄が五十二歳という若さで急死した際に最期を過ごした場所が集中治療室だったことを思い出す。「あぁ、あの重苦しい場所ですね」と話を振ると、さらに顔をしかめられ、「今は、大きく違うのです」と言われたのが、この本を執筆するキッカケだったのです。

知らないことがそれほど多いのであれば、改めて広く世間に知らしめる必要があるのではないかと、今でこそ情報発信のコンサルタントを主な生業にしていますが、放送局で約二十年間培ってきた記者魂に火が付きました。そこで、中西社長と二人三脚で集中治療室でのご体験を語って下さる方を探し出し、お一人お一人にじっくりお話を伺わせていただきました。いやはや、本当に知らぬことばかり。そこで働いておられる方々は、皆さん控えめで「縁の下の力持ち」タイプ。「裏方」に徹することを良しとされます。決して自らの偉業を誇示されることはありません。それだけに質問を重ねる必要があり、時に敢えて不躾な質問、失礼な質問もさせていただいたかと思います。この場を借りてお詫び申し上げます。ごめんなさい。

しかし、この集中治療室で働いておられる方は、本当にプロフェッショナルだと感じました。静かなるプロフェッショナルです。しかし、患者の多くは、集中治療室で受けた手厚いケアをほとんど覚えていません。医師やナースの顔すら覚えていないと言います。何とも割の合わない仕事です。

また、あるナースは、こう言いました。「毎朝、患者の〝最悪の事態〟を予想しながら仕事に臨む。それが嫌で辞めていくナースもいる」と。また、あるドクターはこう言いました。「臨終に立ち会った件数は、数えきれない」と。何とも辛い仕事です。

けれど、彼ら彼女らのこうした日々の献身的な努力があってこそ、生と死のその淵を歩んでいる患者たちは、足を踏み外すことなく〝こちらの世界〟に無事戻って来るのです。彼ら彼女らが、患者たちの最後の砦に他ならないのです。

しかし、本文の中で何度も紹介してきましたが集中治療の専門医の絶対的数が少ない。さらに絶対数が少ないうえに、都市部に集中していることから、地方の集中治療の専門医は文字通り数えるほどしかいません。地方創生、地域活性化が謳われる今、この現状は決して健全ではない。そうしたことを、取材の途中何度も感じました。そこで、読者の皆さんにも、この本を通してそうした現状を知って欲しい、感じて欲しいと思っています。そして、集中治療室は「最期を迎える場所」ではなく「生きて帰っていく場所」と認識を改めていただければ嬉しいです。

最後に、長時間にわたるインタビューを受けていただいた皆さん、的外れな質問も多々あったかと思いますが、丁寧にお話いただき本当にありがとうございました。心よりお礼申し上げます。

【株式会社T-ICU】
https: //t-icu.co.jp/jpn/

ICU・集中治療室物語
—プロフェッショナルたちの静かな闘い—

2018年11月27日　初版第1刷発行

著　　者	遠隔集中治療推進プロジェクト
発 行 者	金井 一弘
発 行 所	株式会社 星湖舎
	〒 543-0002
	大阪市天王寺区上汐 3-6-14-303
	電話 06-6777-3410　FAX 06-6772-2392
写真提供	株式会社T-ICU
イラスト	プクプク（株式会社アニメエッグ）
編　　集	田谷 信子
装丁・DTP	藤原 日登美
印刷・製本	株式会社 国際印刷出版研究所

printed in japan　ISBN978-4-86372-101-2　